개정판
취혈자침실기

정통침뜸교육원 교재위원회 엮음

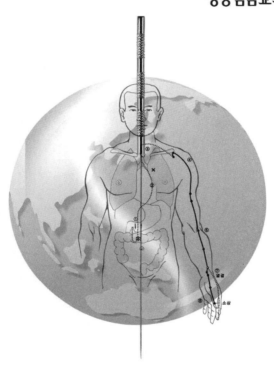

정통침뜸연구소

■ 개정판 머리말

　이번에 발간한『취혈자침실기』개정판은 정통침뜸연구소가 기존에 펴낸 침뜸기초 개정판 경락경혈학을 통해 이미 익힌 각 경혈을 찾아가는 방법을 자세하게 기술한 침뜸 실기서이다. 본서에서 말하고자 하는 취혈법(取穴法)이란 병증(病症)에 따라 효과적인 혈(穴)을 찾아 침뜸을 하는 방법을 말하고, 자침법(刺鍼法)이란 침으로 통증이나 병 등을 고치는 침술을 가리킨다.

　특히『취혈자침실기』개정판에서는 그동안 독자들께서 보여주신 열혈 성원에 따라 개정판 경락경혈학과 비교하여 각종 취혈 설명 및 자침을 할 때의 깊이나 각도를 조정, 통일하였다. 또한, 취혈 용어를 침뜸의학 용어로 일원화하였으며, 구당 침뜸에서 상용하는 둔압혈(臀壓穴) 등을 새로 삽입하여 독자의 이해를 높였다.

　경락과 경혈은 체내 기혈의 운행 통로이며 경맥(經脈)과 낙맥(絡脈)이 관통하는 부위인데 이들의 특성을 잘 이해하고 올바른 취혈을 해야 제대로 자침이 가능하다. 경혈의 특성을 제대로 공부한 사람은 본『취혈자침실기』를 통해서 침술법을 연마하고, 신비로운 인체의 조화로움을 터득하면 결국 환자를 병마에서 벗어나게 할 수 있을 것이다. 이러한 본서의 취지와 특징을 이해하고 개정판『취혈자침실기』를 공부하면 더욱 좋은 효과가 있을 것으로 생각한다.

　침뜸을 공부하는 모든 독자가 이번 개정판『취혈자침실기』발간으로 환자 없는 세상을 위해 노력하는 구당 침뜸과 함께 새로운 전기(轉機)가 되고, 시발점(始發點)이 되기를 기대해 본다.

　특히 이번 개정판『취혈자침실기』는 교재편찬위원회 남경우 교수의 집념과 노력이 있어 가능했음을 밝혀두며 지면을 통해 감사의 말씀을 전한다.

2015년 5월
정통침뜸교육원 교재위원회

■ 책을 펴내며

　무릇 생명은 스스로 건강하게 살고자 한다. 천지간에 우뚝 각자의 생존체계를 갖추고, 세상 만물과 더불어 살아가는 것이다. 의술은 이 모든 생명이 건강을 회복시키기 위한 방편에서 나왔다. 따라서 의술은 어느 누구도 사사로이 소유해서는 안 되는 자연(自然)의 도술(道術)인 것이다. 이를 일러 인술(仁術)이라 한다. 하지만 우리의 의술은 상술(商術)의 하나로 전락해 버렸다는 것이 부인할 수 없는 현실이다.

　최근 반세기 정도의 짧은 기간 동안 우리는 농경사회 – 산업사회 – 정보사회라는 세 시대를 한꺼번에 겪고 있다. 이에 따른 사회환경과 자연환경의 큰 변화를 마주한 우리 모두에게는 심신의 건강을 지키는 일이 더없이 중요하게 대두되고 있다. 질병은 늘어나고 있는 가운데서 의술은 상술로 되어 병 고치는 일보다도 돈 버는 일에 더 치중하는 양상을 띠고 있다. 그리하여 자연의 도를 거스르고 생명의 조화를 깨뜨리는 쪽으로 치달고 있다. 수천 만 년 동안 서민들의 병고를 고치며 발전시켜온 민간의술도 돈벌이에 미치는 영향에 따라 왜곡되어 왔고, 일부 집단의 이익추구 수단으로 전락해버린 현실이다. 지금 이 땅에는 인술회복운동이 절실하다.

　이런 시기에 『취혈자침실기』를 편찬해내는 뜻은 각별할 수밖에 없다. 이 책은 탁월한 우리의 전통 민간의술인 침과 뜸을 살려 국민들에게 되돌려주고, 나아가 전 세계 인류가 침뜸으로 건강하게 살 수 있도록 노력하는 분들을 위하여 만들었다. 이 책으로 공부한 사람들은 침과 뜸을 연구 · 보급하며, 문화유산을 전승하는 지킴이가 되고, 홍익인간의 정신을 오늘에 되새기며 인술을 베풀고, 침뜸의 계승발전을 위한 제도를 마련하고, 마침내 건강한 삶, 온전한 세상을 만들어나가는 데 기여해주길 바란다.

2003년 10월
정통침뜸교육원 교재위원회
위원장 김남수

■차 례

III ● 경외기혈표준취혈자침법 ·· 255

IV ● 국부경혈취혈 ··· **283**

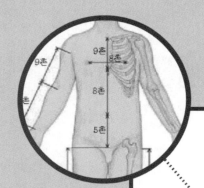

I
경혈취혈자침법

경혈취혈법(經穴取穴法)

1) 자연표지법(自然標識法)

자연표지법은 해부학의 각종 골성표지(骨性標識)에 근거하여 경혈의 위치를 파악하는 방법이다. 골성표지는 고정표지(固定標識)와 활동표지(活動標識)로 나눌 수 있다.

(1) 고정표지(固定標識)

고정표지는 각 부위의 골절과 근육으로 형성된 돌기나 함몰 부위, 오관(五官)의 윤곽, 모발(毛髮), 손톱, 발톱, 유두(乳頭 : 젖꼭지), 제와(臍窩 : 배꼽의 함몰처) 등을 의미한다.

코끝의 소료(素髎), 두 눈썹 중간의 인당(印堂), 두 젖꼭지 중간의 전중(膻中), 제7번 경추 극돌기 아래의 대추(大椎), 배꼽 중앙인 제중(臍中)의 신궐(神闕) 등은 인체의 고정표지를 이용해 취혈하는 대표적인 경혈이다.

(2) 활동표지(活動標識)

활동표지는 각 부위의 관절, 근육, 근건, 피부 등이 움직임에 따라 발생한 공간, 오목하게 함몰된 것, 주름, 첨단(尖端) 등을 의미한다.

입을 벌려서 취혈하는 이문(耳門), 청궁(聽宮), 청회(聽會), 반대로 입을 다물어 취혈하는 협거(頰車), 팔을 수평으로 벌려 어깨 앞의 오목한 곳에서 취혈하는 견우(肩髃)는 모두 인체의 활동표지를 이용해 취혈하는 대표적인 경혈이다.

(3) 상용취혈(常用取穴) 자연표지(自然標識)

두면부(頭面部)

1. 전발제(前髮際) : 전두부(前頭部 : 이마 부위)에 있는 머리 경계선
2. 후발제(後髮際) : 후두부(後頭部 : 뒷머리 부위)에 있는 머리 경계선
3. 액각(額角) : 혹은 액발각(額髮角)이라 한다. 전발제 이마부 양측의 꺾어진 모서리
4. 완골(完骨) : 측두골(側頭骨)의 유양돌기(乳樣突起) 하후연(下後緣) 함요처(陷凹處)
5. 미간(眉間) : 양 눈썹 사이의 중간 지점, 인당(印堂)혈
6. 동공(瞳孔)이나 목중(目中) : 정좌(正坐) 자세로 정면을 향한 상태에서 동공의 중점이나 목내자(目內眦 : 눈머리)와 목외자(目外眦 : 눈꼬리)의 중점

7. 협골궁(頰骨弓) : 악관절(顎關節) 전방에서 활모양으로 휘어진 상악각(上顎角)의 부위
8. 하악각(下顎角) : 귀 아래쪽의 아래턱뼈 모서리

경항부(頸項部)

1. 후결(喉結) : 전경부(前頸部)에 위치한 후두융기부(喉頭隆起部)
2. 대추(大椎) : 두부의 활동에 따라 이동하는 부위로서 제7경추의 극돌기 하에 해당.

흉복부(胸腹部)

1. 흉골상와(胸骨上窩) : 흉골병(胸骨柄) 상방의 함몰처
2. 흉골각(胸骨角) : 흉골 상부의 돌출된 뼈, 제2 늑간 사이에 해당하는 위치
3. 기골(岐骨) : 흉골체(胸骨體)와 검상돌기(劍狀突起)의 결합 부위
4. 유두(乳頭) : 젖꼭지의 중앙
5. 제중(臍中) : 배꼽의 정중앙(正中央), 신궐(神闕)혈
6. 치골결합(恥骨結合) 상연(上緣) : 하복부의 치골결합과 전정중선(前正中線)의 교차점
7. 상전장골극(上前腸骨棘) : 장골릉(腸骨稜) 전하부(前下部)에서 가장 돌출(突出)된 부위

협늑부(脇肋部)

1. 액와정점(腋窩頂點) : 액와(腋窩) 정중앙의 최고점(最高點), 동맥박동 지점
2. 제11늑단 : 측복하부에서 제11 부륵(浮肋)이 유리되어 있는 지점

요배부(腰背部)

1. 제3흉추 극돌기 하 : 양측 견갑극(肩胛棘)을 이은 선과 수평을 이룬다.
2. 제7흉추 극돌기 : 양측 견갑골(肩胛骨) 하각(下角)을 이은 선과 수평을 이룬다.
3. 제4요추 극돌기 : 양측 장골릉(腸骨陵) 최고점(最高點)을 이은 선과 수평을 이룬다.
4. 흉추 극돌기 1~12, 요추 극돌기 1~5, 천골(薦骨)의 정중릉(正中陵), 미골(尾骨)
5. 견갑극(肩胛棘) 근부점(根部點) : 견갑골 내측연에서 척주 가까이 위치하는 지점
6. 견봉단(肩峰端) : 견봉의 외측(外側) 끝
7. 상후장골극(上後腸骨棘) : 장골릉(腸骨稜) 후하부(後下部)에서 가장 돌출(突出)된 부위

상지(上肢)

1. 전액문두(前腋紋頭) : 액와(腋窩, 겨드랑이) 주름의 전단(前端)

2. 후액문두(後腋紋頭) : 액와(腋窩, 겨드랑이) 주름의 후단(後端)
3. 주횡문(肘橫紋) : 주관절에서 장측면(掌側面)의 가로주름
4. 주첨(肘尖) : 척골의 주두(肘頭)돌기
5. 완횡문(腕橫紋) : 손목 장측(掌側) 가로주름
6. 완배횡문(腕背橫紋) : 손목 배측(背側) 가로주름
7. 요골경상돌기(橈骨莖狀突起) : 요골(橈骨)의 수근골측(手根骨側) 융기된 뼈
8. 척골경상돌기(尺骨莖狀突起) : 척골(尺骨)의 수근골측(手根骨側) 융기된 뼈
9. 수근중수관절(手根中手關節) : 수근골(手根骨)과 중수골(中手骨)의 결합 부위

하지(下肢)

1. 비추(髀樞) : 대퇴골 대전자(大轉子)
2. 둔하횡문(臀下橫紋) : 둔부와 대퇴부가 연결되는 부위의 가로주름
3. 내보상(內輔上) : 대퇴골내측과(大腿骨內側顆)
4. 내보하(內輔下) : 경골내측과(脛骨內側顆)
5. 독비(犢鼻) : 슬인대 외측의 함몰된 곳의 중점, 외슬안혈(外膝眼穴)
6. 슬와횡문(膝窩橫紋) : 오금의 가로주름, 괵횡문(膕橫紋)
7. 내과첨(內踝尖) : 내과(內踝)의 최고점(最高點)
8. 외과첨(外踝尖) : 외과(外踝)의 최고점(最高點)
9. 비골두(腓骨頭) : 비골 위쪽의 융기된 뼈, 경골의 외측, 양릉천(陽陵泉)혈 취혈의
   골성표지가 된다.
10. 경골내측과(脛骨內側顆) : 무릎의 내측 아래로, 경골 위쪽의 융기된 뼈
11. 주상골융기(舟狀骨隆起) : 내과(內踝) 전하방(前下方)의 융기된 뼈

2) 골도분촌법(骨度分寸法)

체표의 뼈와 관절을 주요 표지로 해 전신 각부의 길이와 넓이를 분촌으로 나누어 경혈의 위치를 잡는 기준으로 삼는 것을 골도분촌법(骨度分寸法)이라 한다. 이것은 『영추(靈樞) · 골도(骨度)』에서 규정한 인체 각부의 분촌에 기초하고 역대 의가의 임상경험을 결합하여 지속적으로 수정 · 보완하여 왔다.

지금 현재 사용하고 있는 것은 뼈와 관절 사이의 길이를 일정하게 등분하여 한 등분을 1촌(寸)이라 규정한다. 남녀노소, 체형에 상관없이 모두 이 방법을 이용하여 취혈(取穴)하는 근거로 삼는다.

〈상용골도분촌법〉

부위	기 시 점	촌수	기준	설 명
두 면 부	전발제 정중 ↔ 후발제 정중	12	세로	두부경혈의 세로길이 측정
	미간(眉間)[(인당(印堂)] ↔ 전발제 정중	3	세로	전·후발제와 머리 부위 경혈의 세로길이 측정
	제7경추 극돌기 하[대추(大椎)] ↔ 후발제 정중	3	세로	앞머리 부위의 경혈의 가로길이 측정
	양(兩) [액발각(額髮角)]의 사이	9	가로	
	귀 뒤의 양(兩) 유양돌기[완골(完骨)] 사이	9	가로	뒷머리 부위의 경혈의 가로길이 측정
흉복협부	흉골상와(胸骨上窩)[천돌(天突)] ↔ 흉골과 검상돌기의 접합부[기골(岐骨)]	9	세로	흉부의 임맥혈의 세로길이 측정
	흉골과 검상돌기의 접합부[기골(岐骨)] ↔ 제중(臍中)	8	세로	상복부 경혈의 세로길이 측정
	제중(臍中) ↔ 치골결합의 상연[곡골(曲骨)]	5	세로	하복부 경혈의 세로길이 측정
	견봉단(肩峰端) ↔ 전정중선	8	가로	흉복부 경혈의 가로길이 측정
	양(兩) 유두의 사이	8	가로	흉복부 경혈의 가로길이 측정
	액와의 정중점 ↔ 제11늑골단 하제(下際)	12	세로	협늑부 경혈의 세로길이 측정
견 배 부	견갑골내연 ↔ 후정중선	3	가로	요배부 경혈의 가로길이 측정
	견봉단(肩峰端) ↔ 후정중선	8	가로	견배부 경혈의 가로길이 측정
상 지 부	전·후 액문두 ↔ 주횡문[주첨(肘尖)과 수평]	9	세로	상비부 경혈의 세로길이 측정
	주횡문[주첨(肘尖)과 수평] ↔ 완횡문	12	세로	전비부 경혈의 세로길이 측정
하 지 부	치골결합상연 ↔ 대퇴골내상과상연	18	세로	하지 내측 족삼음경혈의 세로길이 측정
	슬중(膝中) ↔ 내과첨	15	세로	하지 내측 경혈의 세로길이 측정
	슬중(膝中) ↔ 외과첨	16	세로	하지 외측 경혈의 세로길이 측정
	대퇴골대전자 ↔ 오금횡문	19	세로	하지 외측 족삼양경혈의 세로길이 측정
	둔하횡문 ↔ 오금횡문	14	세로	하지 뒷면 경혈의 세로길이 측정

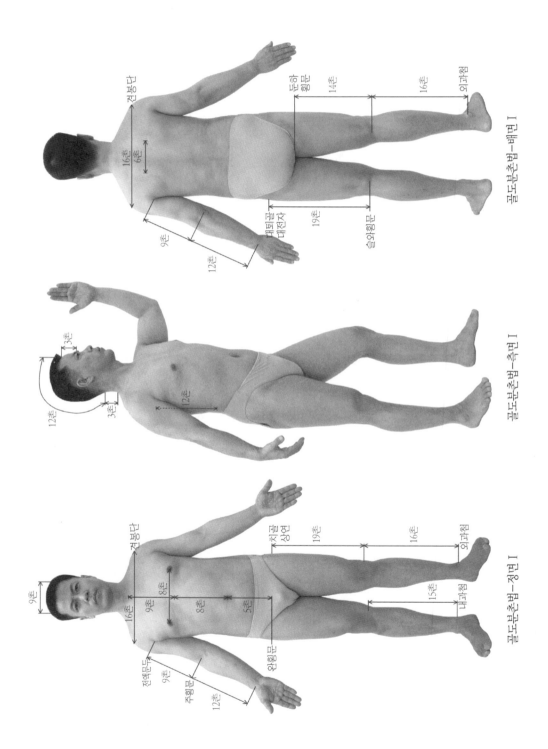

골도분촌법-정면 I

골도분촌법-측면 I

골도분촌법-배면 I

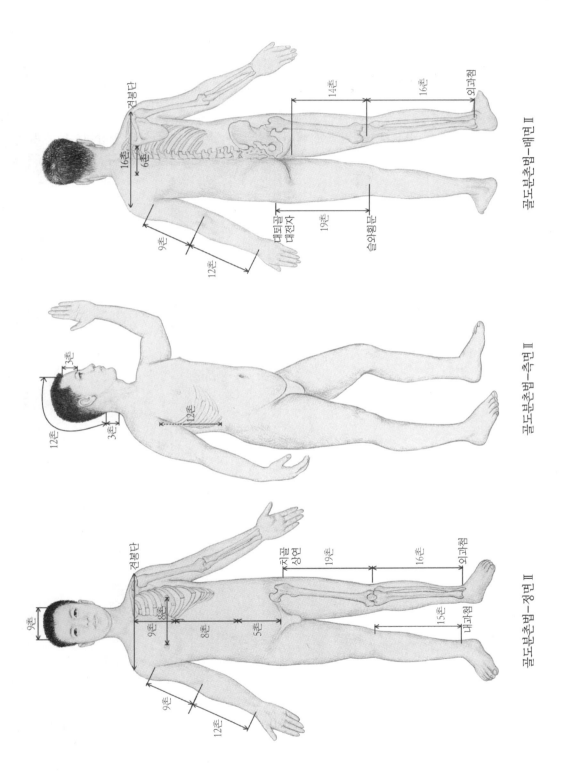

골도분촌법-정면Ⅱ

골도분촌법-측면Ⅱ

골도분촌법-배면Ⅱ

3) 손가락 동신촌법(同身寸法)

손가락 동신촌법이란 환자 본인의 손가락을 기준으로 분촌(分寸 : 경혈측량 단위)을 정하여 경혈을 취하는 근거로 삼는 방법을 말한다.

※ **골도분촌법이나 자연표지법에 비해 정확성이 떨어지므로 실제 임상에서는 사용하지 않는다.**

4) 지골(指骨)의 부위 명칭

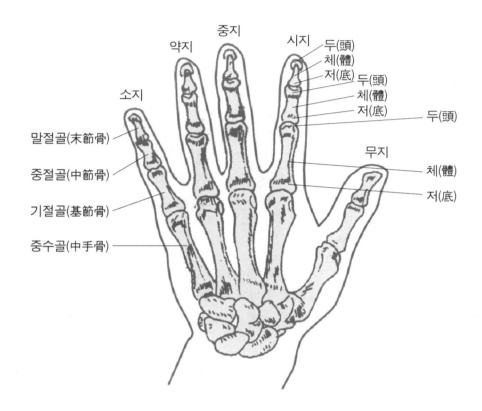

〈손의 골격〉

경혈자침법

1) 자침법(刺鍼法)

환자의 몸에 자침(刺鍼)을 예고하고 자침 부위의 피부와 근육을 부드럽게 하며 자극에 익숙하도록 부드럽게 문지르는 전유(前揉)를 수행한 후, 삽관(挿管·침을 침관에 삽입)하여 시술 부위에 대고 왼손 엄지와 검지로 침관(鍼管)을 잡아 바로 세우고, 오른손 검지로 1~2회 침병(鍼柄)을 가볍고 빠르게 쳐서 천피(淺皮)한다. 이어서 왼손은 그대로 침을 고정하고 오른손으로 침관을 빼 셋째, 넷째, 다섯째 손가락으로 쥐고, 오른손 엄지와 검지로 침병을 세워 잡고 자입(刺入)한다. 환자의 상태에 따라 적절한 시간 동안 유침한 후, 침을 뺀다. 발침(拔鍼) 후에는 그 자리를 손가락으로 막아주듯이 가볍게 눌러주고 후유(後揉)를 수행하여 국부의 항진된 지각신경을 진정시킨다.

2) 자침(刺鍼)의 각도(角度)

자침 각도는 자침 시 침체(鍼體)와 피부표면이 이루는 각을 말한다. 〈그림 1〉 경혈의 위치와 술자(術者)의 자침 목적에 따라 자침 각도가 정해진다. 일반적으로 직자(直刺), 사자(斜刺), 횡자(橫刺), 평자(平刺) 등 네 종류로 나눈다.

(1) 직자(直刺)

침체와 피부 표면이 이루는 각도가 70°~90° 사이이다. 인체 대부분에 광범위하게 사용되는 자침 각도이다.

(2) 사자(斜刺)

침체와 피부 표면이 이루는 각도가 20°~70° 사이이다. 근육층이 두꺼운 곳, 건(腱), 건초(腱鞘) 등에 주로 쓰인다. 인대(靭帶) 아래나 뼈의 간극(間隙) 등 좁은 부위에 자입할 때도 사용된다.

(3) 횡자(橫刺)

침체와 피부 표면이 이루는 각도가 20° 이내이다. 근육이나 피하가 비교적 얇은 부위, 내부에 폐, 심장 등의 중요 장기가 위치하는 부위, 직자나 심자(深刺)가 어려운 경혈에 주로 사용된다.

(4) 평자(平刺)

침체와 피부 표면이 이루는 각도가 5° 이내의 수평이다.

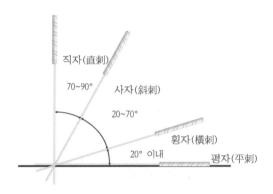

〈그림 1〉 자침의 각도

3) 자침(刺鍼)의 심도(深度)

자침의 심도(深度)는 침체가 인체 내에 자입되는 깊이를 말한다. 매 경혈(經穴)은 각자 고유한 자침 심도를 갖는다. 일반적으로 체질, 연령, 병태(病態), 부위 등에 따라 다음과 같은 심도를 갖는다.

(1) 체질(體質)

체질이 약하고 마른 사람은 천자(淺刺)하고 체질이 강하고 비대한 사람은 심자(深刺)한다.

(2) 연령(年齡)

노약자나 소아처럼 체질이 약한 사람은 천자(淺刺)하고 청장년 등 체질이 강한 사람은 심자(深刺)한다. 특히, 소아의 경우, 속자속발(速刺速發)을 원칙으로 한다.

(3) 병태(病態)

양증(陽證), 급성질환은 천자(淺刺)한다. 음증(陰證)이나 만성질환은 심자(深刺)한다.

(4) 부위(部位)

두면부, 흉배부나 피하근육이 비교적 얇은 부위의 경혈(經穴)은 천자(淺刺)한다. 사지(四肢), 엉덩이, 복부나 피하근육이 비교적 풍부한 곳의 경혈은 심자(深刺)한다.

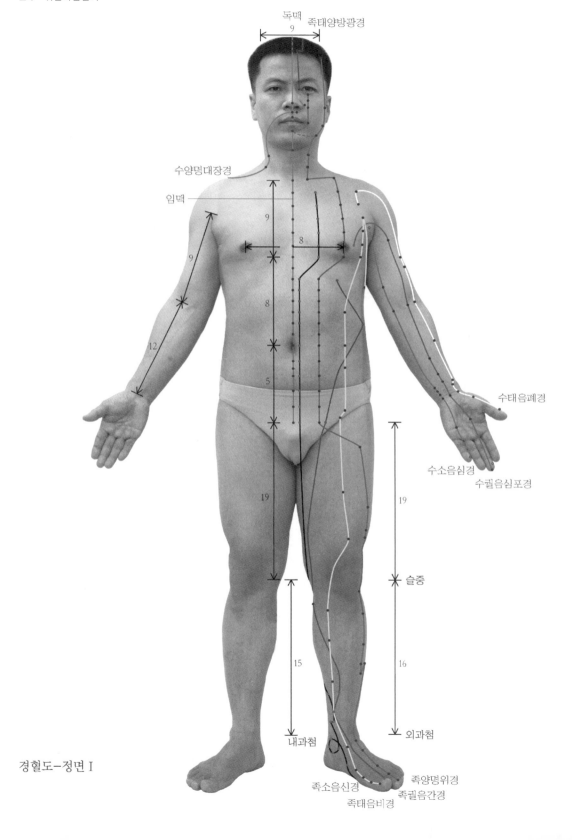

독맥 족태양방광경
9

수양명대장경

임맥

9

8

9

8

12

5

19

수태음폐경

수소음심경
수궐음심포경

19

15

슬중

19

16

내과첨

외과첨

경혈도-정면 I

족소음신경 족궐음간경
족태음비경 족양명위경

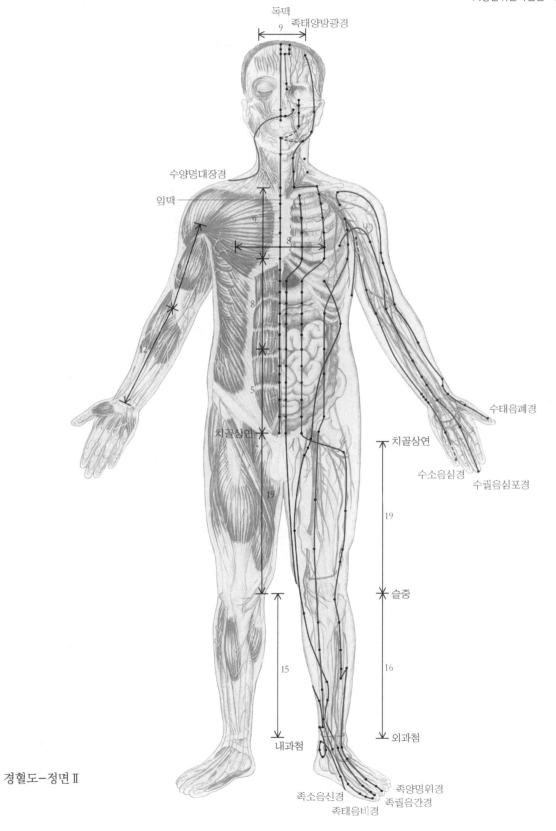

독맥
족태양방광경

수양명대장경

임맥

치골상연

수태음폐경

치골상연

수소음심경
수궐음심포경

슬중

외과첨

내과첨

족소음신경
족태음비경
족궐음간경
족양명위경

경혈도-정면 Ⅱ

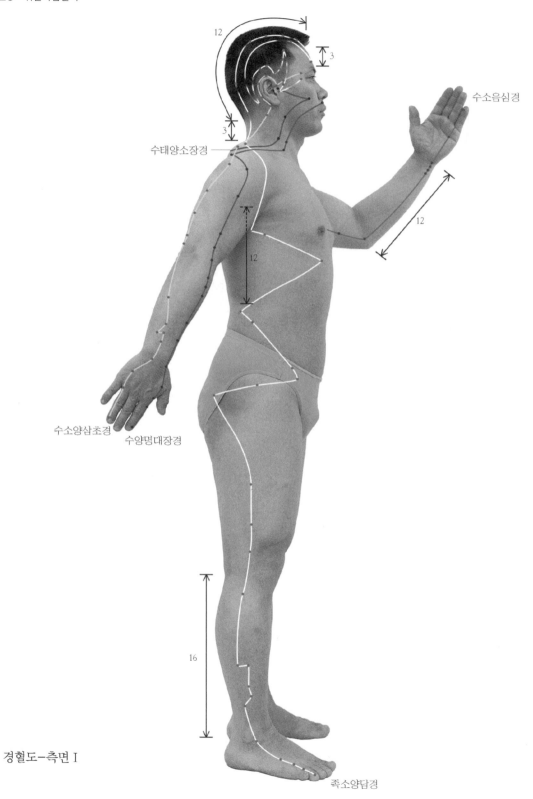

12

3

3

수소음심경

수태양소장경

12

12

수소양삼초경

수양명대장경

16

경혈도-측면 I

족소양담경

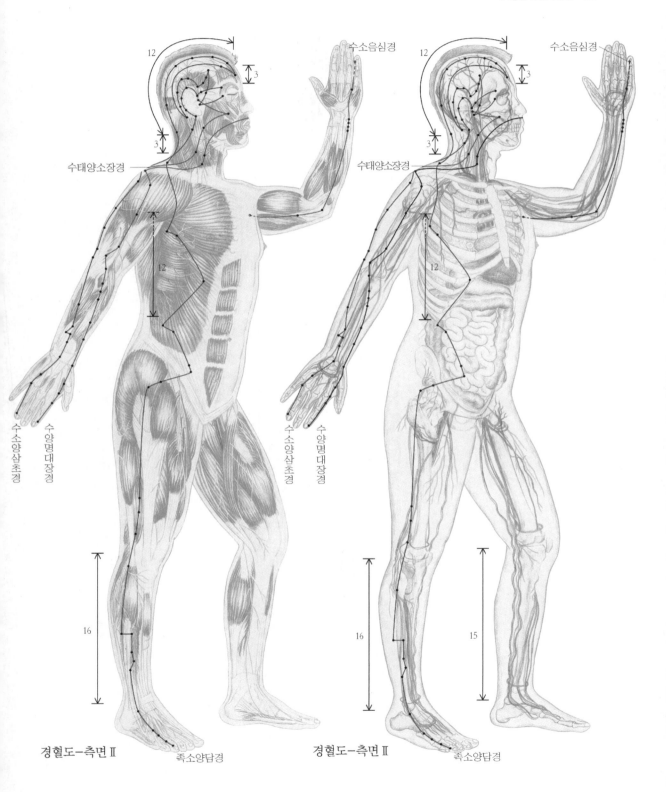

12

3

3

수소음심경

수태양소장경

12

수소양삼초경

수양명대장경

16

경혈도-측면Ⅱ

족소양담경

12

3

3

수소음심경

수태양소장경

12

수소양삼초경

수양명대장경

16

15

경혈도-측면Ⅱ

족소양담경

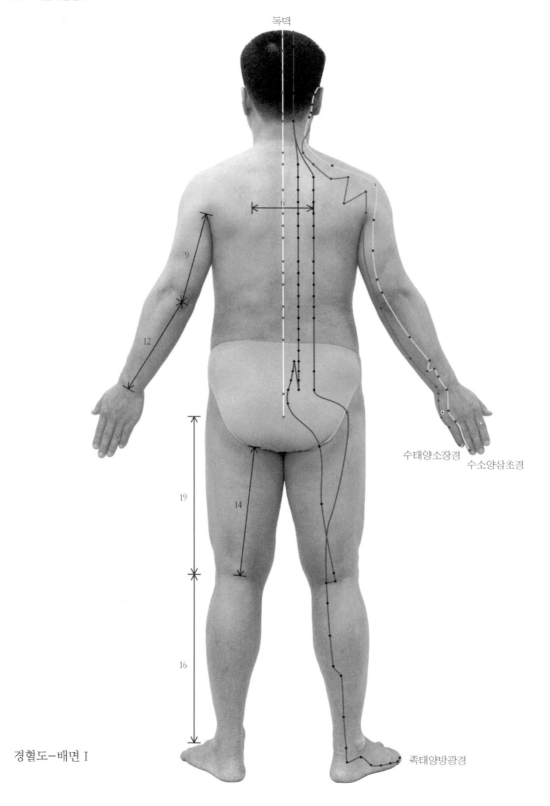

독맥

수태양소장경

수소양삼초경

족태양방광경

경혈도－배면 I

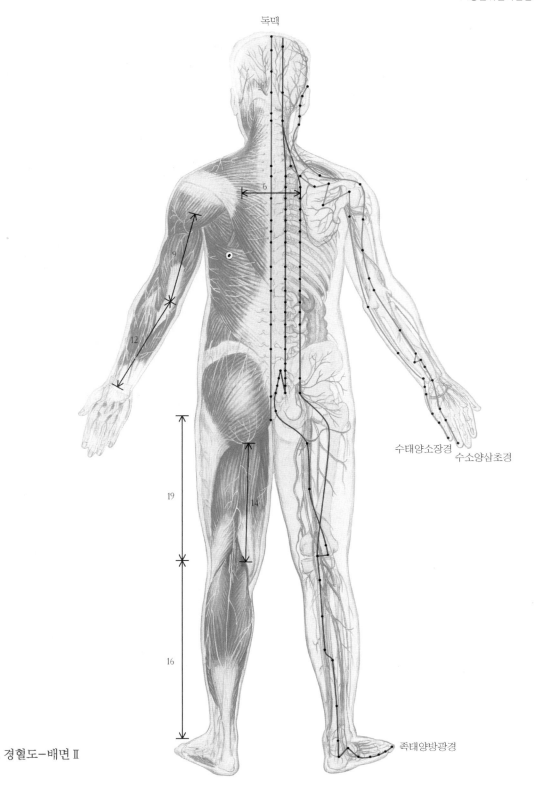

경혈도-배면Ⅱ

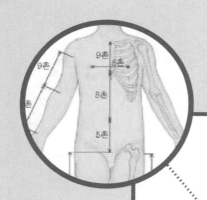

Ⅱ
십사경혈
표준취혈자침법

1 **임맥**(任脈, CV : Conception Vessel)

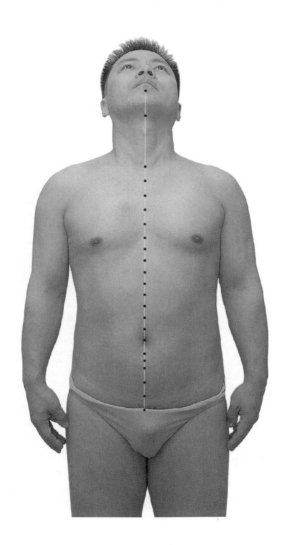

◉ 임맥혈명가결(任脈穴名歌訣)

임맥이십사기회음(任脈二十四起會陰) 곡골중극관원순(曲骨中極關元循)

석문기해음교정(石門氣海陰交停) 제중지상연수분(臍中至上連水分)

하완건리중상완(下脘建里中上脘) 거궐구미지중정(巨闕鳩尾至中庭)

전중옥당자궁위(膻中玉堂紫宮位) 화개선기천돌평(華蓋璇璣天突平)

염천승장입하순(廉泉承漿入下脣)

1) 회음(會陰) CV-01

[취 혈 법] 남성은 음낭(陰囊)과 항문(肛門)의 중간, 여성은 대음순(大陰脣)과 항문의
중간에 취한다.

[자 침 법] 直刺 0.5~1寸, 灸

※아래 그림은 혈위(穴位)의 표시일 뿐 자침(刺針) 자세가 아님을 명심할 것.

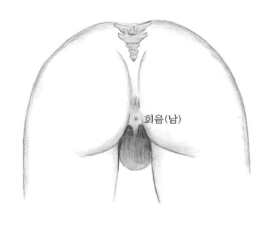

회음(남)

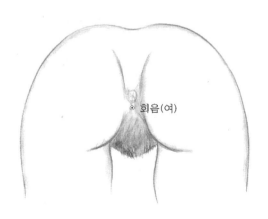

회음(여)

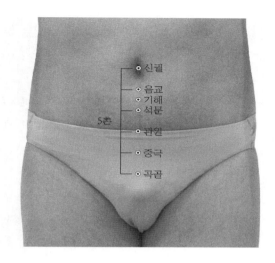
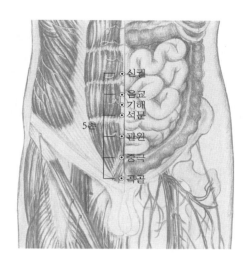

2) 곡골(曲骨) CV-02

[취 혈 법] 치골결합 중앙상연에 취한다.
[자 침 법] 直刺 0.5~1寸, 灸
[주의사항] 임산부는 조심

3) 중극(中極) CV-03 방광경(膀胱經)의 모혈(募穴)

[취 혈 법] 제중(臍中)과 곡골(曲骨)을
이은 선에서 곡골 상 1촌에
취한다.
※ 취혈에서 제(臍)는 배꼽을 뜻하고
제중(臍中)은 배꼽의 정중앙을 뜻한다.
[자 침 법] 直刺 0.5~1寸, 灸
[주의사항] 임산부는 조심

4) 관원(關元) CV-04 소장경(小腸經)의 모혈(募穴)

[취 혈 법] 제중(臍中)과 곡골(曲骨)을
이은 선에서 곡골 상 2촌에
취한다.
[자 침 법] 直刺 0.5~1寸, 灸
[주의사항] 임산부는 조심

5) 석문(石門) CV-05 삼초경(三焦經)의 모혈(募穴)

[취 혈 법] 제중(臍中)과 곡골(曲骨)을
이은 선에서 제하(臍下) 2촌
에 취한다.
[자 침 법] 直刺 0.5~1寸, 灸, 단
婦人은 禁鍼, 禁灸

6) 기해(氣海) CV-06

[취 혈 법] 제중(臍中)과 곡골(曲骨)을
이은 선에서 제하(臍下) 1.5촌
에 취한다.
[자 침 법] 直刺 0.5~1寸, 灸
[주의사항] 임산부는 조심

7) 음교(陰交) CV-07

[취 혈 법] 제중(臍中)과 곡골(曲骨)을
이은 선에서 제하(臍下) 1촌
에 취한다.
[자 침 법] 直刺 0.5~1寸, 灸
[주의사항] 임산부는 조심

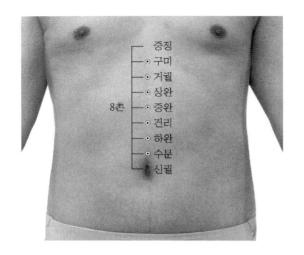

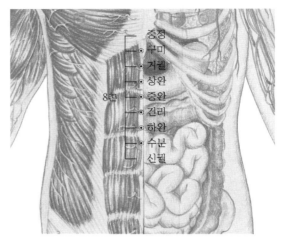

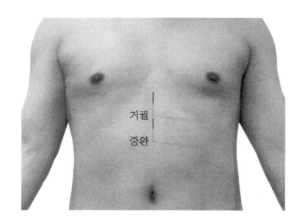

8) 신궐(神闕) CV-08

[취 혈 법] 배꼽 정중앙(正中央)에
취한다.

[자 침 법] 禁鍼, 間接灸

9) 수분(水分) CV-09

[취 혈 법] 제중(臍中)과 기골(岐骨)을
이은 선에서 제상(臍上)
1촌에 취한다.

[자 침 법] 直刺 0.5~1寸, 灸

10) 하완(下脘) CV-10

[취 혈 법] 제중(臍中)과 기골(岐骨)을 이은 선에서 제상(臍上) 2촌에 취한다.
[자 침 법] 直刺 0.5~1寸, 灸

11) 건리(建里) CV-11

[취 혈 법] 제중(臍中)과 기골(岐骨)을 이은 선에서 제상(臍上) 3촌에 취한다.
[자 침 법] 直刺 0.5~1寸, 灸

12) 중완(中脘) CV-12 위경(胃經)의 모혈(募穴) 팔회혈(八會穴) 중 부회(腑會)

[취 혈 법] 제중(臍中)과 기골(岐骨)을 이은 선에서 제상(臍上) 4촌에 취한다.
[자 침 법] 直刺 0.5~1寸, 灸

13) 상완(上脘) CV-13

[취 혈 법] 제중(臍中)과 기골(岐骨)을 이은 선에서 제상(臍上) 5촌에 취한다.
[자 침 법] 直刺 0.5~1寸, 灸

14) 거궐(巨闕) CV-14 심경(心經)의 모혈(募穴)

[취 혈 법] 제중(臍中)과 기골(岐骨)을 이은 선에서 제상(臍上) 6촌에 취한다.
[자 침 법] 直刺 0.3~0.5寸, 灸

15) 구미(鳩尾) CV-15 임맥(任脈)의 낙혈(絡穴)

[취 혈 법] 제중(臍中)과 기골(岐骨)을 이은 선에서 제상(臍上) 7촌에 취한다.
[자 침 법] 直刺 0.1~0.3寸, 灸

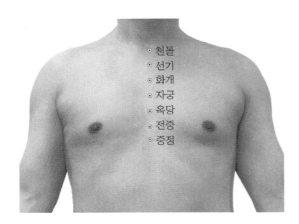
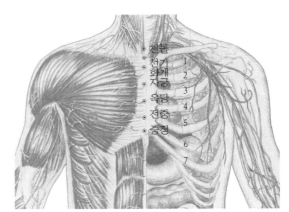

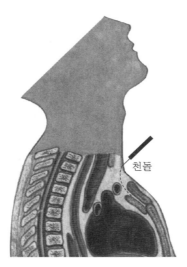

16) 중정(中庭) CV-16

[취 혈 법] 제5 늑간(肋間) 수평선상의 전정중선에서 흉골체(胸骨體) 하단(下端)과
검상돌기(劍狀突起)가 접합(接合)된 부위 즉, 기골(岐骨)에 취한다.

[자 침 법] 直刺 0.1~0.3寸, 灸

17) 전중(膻中) CV-17 심포경(心包經)의 모혈(募穴) 팔회혈(八會穴) 중 기회(氣會)

[취 혈 법] 바로 누운 자세에서 양 유두(乳頭)를 이은 선의 정중앙에 취한다.

[자 침 법] 直刺 0.1~0.3寸, 灸

18) 옥당(玉堂) CV-18

[취 혈 법]　제3 늑간(肋間) 수평선상(水平線上)의 전정중선(前正中線)에 취한다.
[자 침 법]　直刺 0.1~0.3寸, 灸

19) 자궁(紫宮) CV-19

[취 혈 법]　제2 늑간(肋間) 수평선상(水平線上)의 전정중선(前正中線)에 취한다.
[자 침 법]　直刺 0.1~0.3寸, 灸

20) 화개(華蓋) CV-20

[취 혈 법]　제1 늑간(肋間) 수평선상(水平線上)의 전정중선(前正中線)에 취한다.
[자 침 법]　直刺 0.1~0.3寸, 灸

21) 선기(璇璣) CV-21

[취 혈 법]　쇄골(鎖骨) 하연(下緣)의 수평선(水平線)과 전정중선(前正中線)이 교차하는
　　　　　　곳으로 천돌(天突) 하 1촌에 취한다.
[자 침 법]　直刺 0.1~0.3寸, 灸

22) 천돌(天突) CV-22

[취 혈 법]　흉골병(胸骨柄) 상연(上緣) 상 0.5촌의 함중(陷中)에 취한다.
[자 침 법]　먼저 직자(直刺) 0.3~0.5寸한 후, 활[弓]처럼 휘어 흉골병(胸骨柄) 후연(後緣)
　　　　　　으로 아래를 향해 천천히 0.5~1.5寸 자침한다.

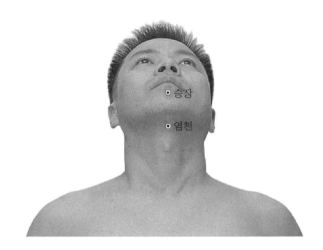

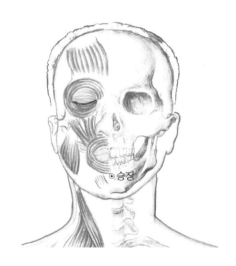

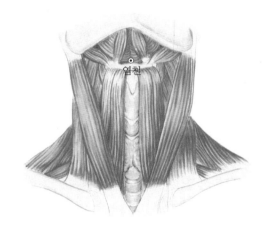

23) 염천(廉泉) CV-23

[취 혈 법]　이극(頤棘·아래턱)과 설골(舌骨)의 중간에 취한다.

[자 침 법]　설근(舌根)을 향해 直刺 0.5~1.0寸, 灸

24) 승장(承漿) CV-24

[취 혈 법]　이순구(頤脣溝) 중앙(中央)의 함중(陷中)에 취한다.

[자 침 법]　直刺 0.1~0.3寸, 禁灸

임맥 소속경혈의 취혈자침

경 혈		취 혈	자 침	주 치
CV-01	회음(會陰)	남성은 음낭과 항문의 중간, 여성은 대음순과 항문의 중간에 취한다.	直刺 0.5~1寸, 임산부는 조심, 灸	음부한습(陰部汗濕) 질염(膣炎) 음양(陰痒) 폐경(閉經) 자궁탈(子宮脫) 임질(淋疾) 음경통(陰莖痛) 산후혼미불성(産後昏迷不醒) 전광(癲狂) 고환염 (睾丸炎) 음낭염(陰囊炎)
CV-02	곡골(曲骨)	치골결합(恥骨結合) 중앙상연(中央上緣)에 취한다.	直刺 0.5~1寸, 임산부는 조심, 灸	적백대하(赤白帶下) 유뇨(遺尿) 유정(遺精) 음낭습진(陰囊濕疹) 방광염(膀胱炎) 양위(陽萎) 산후자궁수축부전(産後子宮收縮不全) 자궁내막염(子宮內膜炎)
CV-03	중극(中極)	제중(臍中)과 곡골(曲骨)을 이은 선에서 곡골(曲骨) 상 1촌에 취한다.	直刺 0.5~1寸, 임산부는 조심, 灸	방광염(膀胱炎) 전립선염(前立線炎) 골반염(骨盤炎) 신장염(腎臟炎) 수종(水腫) 월경통(月經痛) 양위(陽萎) 대하(帶下) 산후자궁신경통(産後子宮神經痛) 음정(陰挺)
CV-04	관원(關元)	제중(臍中)과 곡골(曲骨)을 이은 선에서 곡골(曲骨) 상 2촌에 취한다.	直刺 0.5~1寸, 임산부는 조심, 灸	중풍탈진(中風脫盡) 유정(遺精) 유뇨(遺尿) 양위(陽萎) 조설(早泄) 탈항(脫肛) 요실금(尿失禁) 적백대하(赤白帶下) 복막염(腹膜炎) 절사불생(絶嗣不生) 소복동통(小腹疼痛) 허로(虛勞)
CV-05	석문(石門)	제중(臍中)과 곡골(曲骨)을 이은 선에서 제하(臍下) 2촌에 취한다.	直刺 0.5~1寸, 灸 단, 부인은 禁鍼,禁灸	붕루대하(崩漏帶下) 복통(腹痛) 설사(泄瀉) 산후출혈(産後出血) 산기(疝氣) 경폐(經閉) 장간막염(腸間膜炎)
CV-06	기해(氣海)	제중(臍中)과 곡골(曲骨)을 이은 선에서 제하(臍下) 1.5촌에 취한다.	直刺 0.5~1寸, 임산부는 조심, 灸	중풍탈진(中風脫盡) 생식기질환(生殖器疾患) 장질환(腸疾患) 신장질환(腎臟疾患) 신경쇠약(神經衰弱)
CV-07	음교(陰交)	제중(臍中)과 곡골(曲骨)을 이은 선에서 제하(臍下) 1촌에 취한다.	直刺 0.5~1寸, 임산부는 조심, 灸	자궁내막염(子宮內膜炎) 월경불순(月經不順) 불임증(不姙症) 음부소양(陰部瘙痒) 혈쇠(血衰) 생식기질환(生殖器疾患)
하복부 : 부인과 · 비뇨생식기계 질환, 장 질환(관원, 기해 동시취혈은 강장작용을 한다)				
CV-08	신궐(神闕)	배꼽 정중앙(正中央)에 취한다.	禁鍼	복통(腹痛) 하리(下痢) 급만성장염(急漫性腸炎) 뇌일혈(腦溢血) 수종(水腫) 복부팽만(腹部膨滿) 소화불량(消化不良) 장명(腸鳴) 허탈(虛脫)
CV-09	수분(水分)	제중(臍中)과 기골(岐骨)을 이은 선에서 제상(臍上) 1촌에 취한다.	直刺 0.5~1寸, 灸	수종병(水腫病) 위산과다(胃酸過多) 신염(腎炎) 복부팽만(腹部膨滿) 장산통(腸疝痛) 복명(腹鳴) 배뇨곤란(排尿困難) 설사(泄瀉)

경혈		취혈	자침	주치
CV-10	하완(下脘)	제중(臍中)과 기골(岐骨)을 이은 선에서 제상(臍上) 2촌에 취한다.	直刺 0.5~1寸, 灸	위확장(胃擴張) 위경련(胃痙攣) 구토(嘔吐) 만성위염(慢性胃炎) 만성장염(慢性腸炎)
CV-11	건리(建里)	제중(臍中)과 기골(岐骨)을 이은 선에서 제상(臍上) 3촌에 취한다.	直刺 0.5~1寸, 灸	급만성위염(急慢性胃炎) 수종(水腫) 위통(胃痛) 복막염(腹膜炎) 구토(嘔吐) 위궤양(胃潰瘍)
CV-12	중완(中脘)	제중(臍中)과 기골(岐骨)을 이은 선에서 제상(臍上) 4촌에 취한다.	直刺 0.5~1寸, 灸	소화불량(消化不良) 복통(腹痛) 구토(嘔吐) 급성위염(急性胃炎) 복창(腹脹) 복명(腹鳴) 위궤양(胃潰瘍) 위출혈(胃出血) 위경련(胃痙攣) 식욕부진(食慾不振) 변비(便秘) 설사(泄瀉) 위하수(胃下垂) 고혈압(高血壓) 정신병(精神病)
CV-13	상완(上脘)	제중(臍中)과 기골(岐骨)을 이은 선에서 제상(臍上) 5촌에 취한다.	直刺 0.5~1寸, 灸	위통(胃痛), 구토(嘔吐) 전간(癲癎)
CV-14	거궐(巨闕)	제중(臍中)과 기골(岐骨)을 이은 선에서 제상(臍上) 6촌에 취한다.	直刺 0.3~0.5寸, 灸	심장염(心臟炎) 심계항진증(心悸亢進症) 횡격막경련(橫膈膜痙攣) 늑막염(肋膜炎) 심통(心痛) 위경련(胃痙攣) 위궤양(胃潰瘍) 구토(嘔吐) 멀미 전광(癲狂)
CV-15	구미(鳩尾)	제중(臍中)과 기골(岐骨)을 이은 선에서 제상(臍上) 7촌에 취한다.	直刺 0.1~0.3寸, 灸	심장병(心臟病) 기관지병(氣管支病) 위염(胃炎) 애역(呃逆) 구토(嘔吐) 정신병(精神病) 전간(癲癎)
상복부 : 위장 질환위주, 정신과 질환				
CV-16	중정(中庭)	제5 늑간의 전정중선에서 흉골체(胸骨體) 하단(下端)과 검상돌기(劍狀突起)가 접합(接合)된 부위 즉, 기골(岐骨)에 취한다.	直刺 0.1~0.3寸 灸	천식(喘息) 폐충혈(肺充血) 심통(心痛) 구토(嘔吐) 흉협통(胸脇痛) 식도협착(食道狹窄) 인통(咽痛)
CV-17	전중(膻中)	바로 누운 자세에서 양 유두(乳頭)를 이은 선의 정중앙에 취한다.	直刺 0.1~0.3寸 灸	흉통(胸痛) 흉막염(胸膜炎) 늑간신경통(肋間神經痛) 유즙분비부족(乳汁分泌不足) 식도협착(食道狹窄) 기관지천식(氣管支喘息) 심통(心痛) 유선염(乳腺炎)
CV-18	옥당(玉堂)	제3 늑간(肋間) 수평선상의 전정중선에 취한다.	直刺 0.1~0.3寸 灸	흉통(胸痛) 기관지염(氣管支炎) 구토(嘔吐) 늑막염(肋膜炎)
CV-19	자궁(紫宮)	제2 늑간(肋間) 수평선상의 전정중선에 취한다.	直刺 0.1~0.3寸 灸	흉협만통(胸脇滿痛) 폐충혈(肺充血) 토혈(吐血) 식도협착(食道狹窄) 기관지염(氣管支炎)

경 혈		취 혈	자 침	주 치
CV-20	화개(華蓋)	제1 늑간(肋間) 수평선상의 전정중선에 취한다.	直刺 0.1~0.3寸 灸	늑막염(肋膜炎) 기관지염(氣管支炎) 인후염(咽候炎) 편도선염(扁桃腺炎) 토혈(吐血)
CV-21	선기(璇璣)	쇄골(鎖骨) 하연(下緣)의 수평선과 전정중선이 교차하는 곳으로 천돌(天突) 하 1촌에 취한다.	直刺 0.1~0.3寸 灸	늑간신경통(肋間神經痛) 늑막염(肋膜炎) 흉통(胸痛) 천식(喘息) 편도선염(扁桃腺炎)
흉부 : 흉 · 심 · 폐 질환위주, 식도질환				
CV-22	천돌(天突)	흉골병(胸骨柄) 상연(上緣) 상 0.5촌의 함중(陷中)에 취한다.	直刺 0.3~0.5寸, 삼자 : 흉골병 뒤쪽으로 아래를 향해서 천천히 1~1.5寸 자입(刺入).	인두염(咽頭炎) 후두염(喉頭炎) 편도염(扁桃炎) 천식(喘息) 성문경련(聲門痙攣) 매핵기(梅核氣) 해수(咳嗽) 갑상선염(甲狀腺炎) 연하곤란(嚥下困難)
CV-23	염천(廉泉)	이극(頤棘 · 아래턱)과 설골(舌骨)의 중간에 취한다.	설근(舌根)을 향해 直刺 0.5~1.0寸 灸	인후두염(咽喉頭炎) 언어장애(言語障礙) 성문경련(聲門痙攣) 갑상선염(甲狀腺炎) 설하종(舌下腫) 연하곤란(嚥下困難)
경부 : 설 · 인후부 질환				
CV-24	승장(承漿)	이순구(頤脣溝) 중앙(中央)의 함중(陷中)에 취한다.	直刺 0.1~0.3寸 禁灸	구안와사(口眼喎斜) 구창(口瘡) 당뇨병(糖尿病) 안면부종(顔面浮腫) 치신경통(齒神經痛) 치뉵(齒衄) 중풍(中風) 정신이상(精神異常)
입술부 : 구강 · 치아 질환				

임맥의 주요혈	
낙혈(絡穴)	구미(鳩尾)
기회(氣會)	전중(膻中)
부회(腑會)	중완(中脘)
심포모혈(心包募穴)	전중(膻中)
위모혈(胃募穴)	중완(中脘)
삼초모혈(三焦募穴)	석문(石門)
소장모혈(小腸募穴)	관원(關元)
방광모혈(膀胱募穴)	중극(中極)

② 독맥(督脈, GV : Governor Vessel)

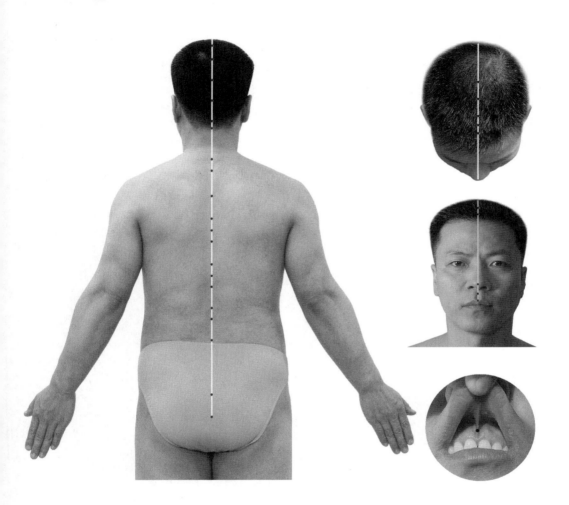

● 독맥혈명가결(督脈穴名歌訣)

독맥경혈이십팔장(督脈經穴二十八長)　　은교태단인중향(齦交兌端人中鄕)

소료신정상성양(素髎神庭上星揚)　　　　신회전정백회당(顖會前頂百會堂)

후정강간뇌호하(後頂强間腦戶下)　　　　풍부아문항중앙(風府瘂門項中央)

대추도도삼신주(大椎陶道三身柱)　　　　신도영대칠지양(神道靈臺七至陽)

근축중추척중위(筋縮中樞脊中位)　　　　현추명문양관장(懸樞命門陽關藏)

요유지하시장강(腰俞之下是長强)

1) 장강(長强) GV-01 독맥(督脈)의 낙혈(絡穴)

[취 혈 법] 미골단(尾骨端)과 항문(肛門)의 중점(中點)에 취한다.

[자 침 법] 다리를 펴고 엎드린 자세에서 제2지(指) 압수(押手)로 미골(尾骨)을 잡아 올리듯
이 감싼 후 침관을 손톱 등에 수평으로 대고 평자(平刺)로 0.5~1.5寸을 자입(刺
入)한다. 灸

[주의사항] 잘못하여 직장을 찌르면 감염될 수 있다.

※아래 그림은 혈위(穴位)의 표시일 뿐 자침(刺針) 자세가 아님을 명심할 것.

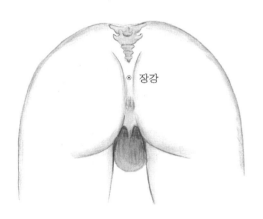

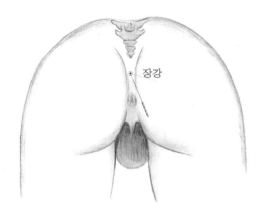

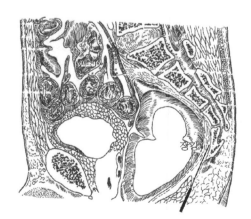

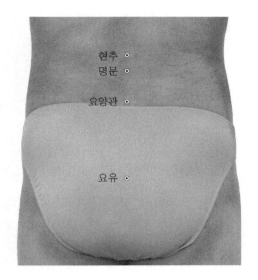
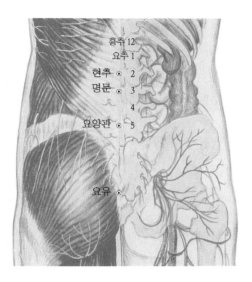

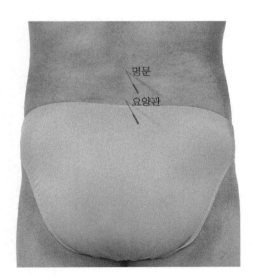

2) 요유(腰俞) GV-02

[취 혈 법] 천골(薦骨)과 미골(尾骨)의 접합부(接合部) 함중(陷中)에 취한다.

[자 침 법] 위를 향해 횡자(橫刺) 0.5∼0.8寸, 灸

3) 요양관(腰陽關) GV-03

[취 혈 법] 장골릉(腸骨稜) 수평선상(水平線上)의 제4 요추(腰椎) 극돌기(棘突起) 하함중
(下陷中)에서 취한다.

[자 침 법] 사자(斜刺) 0.5~0.8寸, 灸

4) 명문(命門) GV-04

[취 혈 법] 제2 요추(腰椎) 극돌기(棘突起) 하함중(下陷中)에서 취한다.

[자 침 법] 사자(斜刺) 0.5~0.8寸, 灸

5) 현추(懸樞) GV-05

[취 혈 법] 제1 요추(腰椎) 극돌기(棘突起) 하함중(下陷中)에서 취한다.

[자 침 법] 사자(斜刺) 0.3~0.5寸, 灸

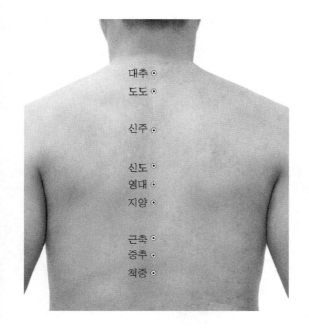

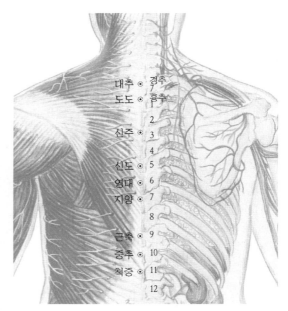

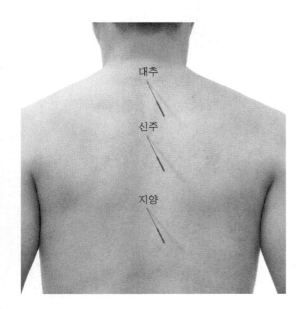

6) 척중(脊中) GV-06

[취 혈 법]   제11흉추(胸椎) 극돌기(棘突起) 하함중(下陷中)에서 취한다.

[자 침 법]   사자(斜刺) 0.3~0.5寸, 灸

7) 중추(中樞) GV-07

[취 혈 법] 제10 흉추(胸椎) 극돌기
(棘突起) 하함중(下陷中)
에서 취한다.

[자 침 법] 사자(斜刺) 0.3~0.5寸, 灸

8) 근축(筋縮) GV-08

[취 혈 법] 제9 흉추(胸椎) 극돌기
(棘突起) 하함중(下陷中)
에서 취한다.

[자 침 법] 사자(斜刺) 0.3~0.5寸, 灸

9) 지양(至陽) GV-09

[취 혈 법] 제7 흉추(胸椎) 극돌기
(棘突起) 하함중(下陷中)
에서 취한다.

[자 침 법] 사자(斜刺) 0.3~0.5寸, 灸

10) 영대(靈臺) GV-10

[취 혈 법] 제6 흉추(胸椎) 극돌기
(棘突起) 하함중(下陷中)
에서 취한다.

[자 침 법] 사자(斜刺) 0.3~0.5寸, 灸

11) 신도(神道) GV-11

[취 혈 법] 제5 흉추(胸椎) 극돌기
(棘突起) 하함중(下陷中)
에서 취한다.

[자 침 법] 사자(斜刺) 0.3~0.5寸, 灸

12) 신주(身柱) GV-12

[취 혈 법] 제3 흉추(胸椎) 극돌기
(棘突起) 하함중(下陷中)
에서 취한다.

[자 침 법] 사자(斜刺) 0.3~0.5寸, 灸

13) 도도(陶道) GV-13

[취 혈 법] 제1 흉추(胸椎) 극돌기
(棘突起) 하함중(下陷中)
에서 취한다.

[자 침 법] 사자(斜刺) 0.3~0.5寸, 灸

14) 대추(大椎) GV-14

[취 혈 법] 제7경추(頸椎) 극돌기
(棘突起) 하함중(下陷中)
에서 취한다.

[자 침 법] 사자(斜刺) 0.3~0.5寸, 或
삼릉침(三稜鍼) 點刺出血,
灸

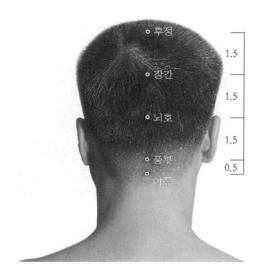

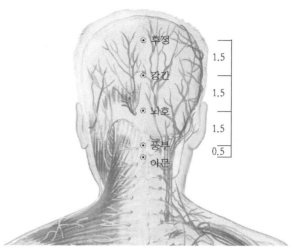

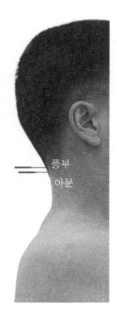

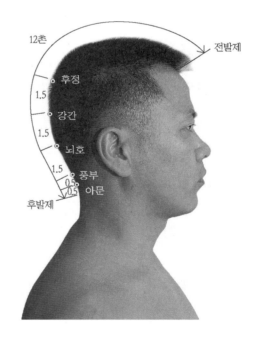

15) 아문(瘂門) GV-15

[취 혈 법] 후발제(後髮際)상 0.5촌으로 제1·2 경추 사이 함중(陷中)에 취한다.

[자 침 법] 입술을 겨냥하여 천천히 0.3~0.5寸 자입(刺入)한다. 禁深刺

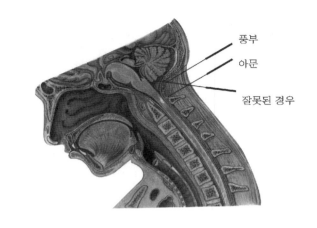

풍부
아문
잘못된 경우

16) 풍부(風府) GV-16

[취 혈 법] 후발제(後髮際) 상 1촌으로 후두골(後頭骨) 하연(下緣)의 함중(陷中)에 취한다.

[자 침 법] 편안하게 바로 앉아서 머리는 약간 숙이고, 아래턱을 겨누어 천천히 0.3~0.5寸 을 자입(刺入)한다

17) 뇌호(腦戶) GV-17

[취 혈 법] 후발제(後髮際) 상 2.5촌으로 풍부(風府) 상방 1.5촌의 두정중선(頭正中線)에 취한다.

[자 침 법] 直刺 0.1~0.3寸, 灸

18) 강간(强間) GV-18

[취 혈 법] 후발제(後髮際) 상 4촌으로 뇌호(腦戶) 상방 1.5촌에 취한다.

[자 침 법] 直刺 0.1~0.3寸, 灸

19) 후정(後頂) GV-19

[취 혈 법] 후발제(後髮際) 상 5.5촌으로 강간(强間) 상방 1.5촌에 취한다.

[자 침 법] 直刺 0.1~0.3寸, 灸

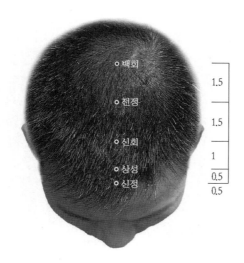

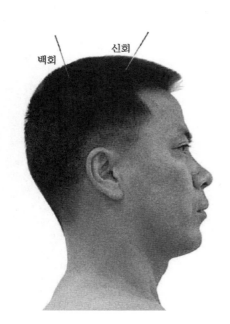

20) 백회(百會) GV–20

[취 혈 법] 전발제(前髮際) 상 5촌,
후발제(後髮際) 상 7촌의
두정중선(頭正中線)에 취한다.

[자 침 법] 直刺 0.1~0.3寸, 灸

21) 전정(前頂) GV–21

[취 혈 법] 전발제(前髮際) 상 3.5촌,
백회(百會) 앞 1.5촌의
두정중선(頭正中線)에
취한다.

[자 침 법] 直刺 0.1~0.3寸, 灸

22) 신회(顖會) GV–22

[취 혈 법] 전발제(前髮際) 상 2촌,
백회(百會) 앞 3촌의
두정중선(頭正中線)에
취한다.

[자 침 법] 直刺 0.1~0.3寸, 灸.
어린아이는 신문이 아물지
않았으니 禁鍼

23) 상성(上星) GV–23

[취 혈 법] 전발제(前髮際) 상 1촌의
두정중선(頭正中線)에
취한다.

[자 침 법] 直刺 0.1~0.3寸, 灸

24) 신정(神庭) GV–24

[취 혈 법] 전발제(前髮際) 상 0.5촌의
두정중선(頭正中線)에
취한다.

[자 침 법] 直刺 0.1~0.3寸, 灸

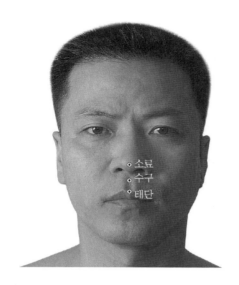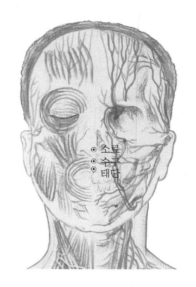

25) 소료(素髎) GV-25

　[취 혈 법]　비첨단(鼻尖端) 정중(正中)에 취한다.
　[자 침 법]　直刺 0.1~0.3寸, 혹 點刺出血. 禁灸

26) 수구(水溝) GV-26

　[취 혈 법]　인중구(人中溝)의 중점(中點)에 취한다.
　[자 침 법]　直刺 0.1~0.3寸, 혹 손톱으로 눌러준다. 禁灸

27) 태단(兌端) GV-27

　[취 혈 법]　상순(上脣) 중앙(中央) 선단(先端)에 취한다.
　[자 침 법]　直刺 0.1~0.3寸, 禁灸

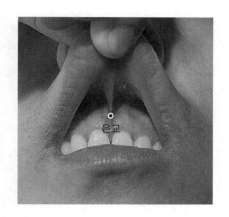
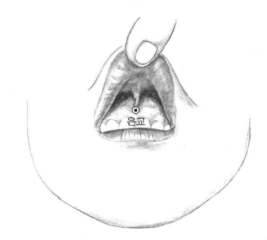

28) 은교(齦交) GV-28

[취 혈 법]   상순(上脣) 내측(內側) 정중앙의 잇몸과 윗입술을 잇는 상순소대(上脣小帶) 하단(下端)에 취한다.

[자 침 법]   위를 향해 直刺 0.1~0.3寸, 禁灸

독맥 소속경혈의 취혈자침

경 혈		취 혈	자 침	주 치
GV-01	장강(長强)	미골단(尾骨端)과 항문을 이은 선의 중점에 취한다.	平刺, 鍼尖을 머리쪽을 향해 천골 앞쪽에 평행으로 0.5~1.5寸 자입(刺入)한다. 灸 잘못하여 직장을 찌르면 감염될 수 있다.	치질(痔疾) 탈항(脫肛) 요통(腰痛) 장염(腸炎) 변비(便秘) 두통(頭痛) 정신병발작시(精神病發作時) 간질(癎疾)
GV-02	요유(腰俞)	천골(薦骨)과 미골(尾骨)의 접합부(接合部) 함중(陷中)에 취한다.	橫刺 0.5~0.8寸, 灸 상향횡자(上向橫刺)	요신경통(腰神經痛) 월경불순(月經不順) 하지냉증(下肢冷症) 요황색증(尿黃色症) 치질(痔疾)
GV-03	요양관 (腰陽關)	장골릉(腸骨稜) 수평선과 만나는 제4요추 극돌기(棘突起) 하함중(下陷中)에서 취한다.	斜刺 0.5~0.8寸, 灸	요통(腰痛) 좌골신경통(坐骨神經痛) 장염(腸炎) 척수염(脊髓炎) 월경불순(月經不順) 유정(遺精) 탈항(脫肛)
GV-04	명문(命門)	제2요추 극돌기 하함중(下陷中)에서 취한다.	斜刺 0.5~0.8寸, 灸	척수질환(脊髓疾患) 요통(腰痛) 치질(痔疾) 비뇨생식기질환(泌尿生殖器疾患) 장산통(腸疝痛) 신장염(腎臟炎) 두통(頭痛) 자궁내막염(子宮內膜炎) 백대하(白帶下) 정력감퇴(精力減退) 이명(耳鳴) 유정(遺精)

미골~요추2번 : 정신질환, 부인과 · 비뇨생식과 · 장질환

경 혈		취 혈	자 침	주 치
GV-05	현추(懸樞)	제1요추 극돌기 하함중(下陷中)에서 취한다.	斜刺 0.3~0.5寸, 灸	위장질환(胃腸疾患) 요배통(腰背痛) 신장염(腎臟炎) 복통(腹痛)
GV-06	척중(脊中)	제11흉추 극돌기 하함중(下陷中)에서 취한다.	斜刺 0.3~0.5寸, 灸	위장질환(胃腸疾患) 전간(癲癎) 치질(痔疾) 소아탈항(小兒脫肛) 황달(黃疸) 고창(鼓脹)
GV-07	중추(中樞)	제10흉추 극돌기 하함중(下陷中)에서 취한다.	斜刺 0.3~0.5寸, 灸	담낭염(膽囊炎) 담석통(膽石痛) 장통(腸痛) 시력장애(視力障碍) 척강(脊强) 구토(嘔吐)
GV-08	근축(筋縮)	제9흉추 극돌기 하함중(下陷中)에서 취한다.	斜刺 0.3~0.5寸, 灸	요배신경통(腰背神經痛) 근마비(筋麻痺) 신경쇠약(神經衰弱) 근육병(筋肉病) 일체

요추1번~흉추9번 : 정신질환, 위장질환

경 혈		취 혈	자 침	주 치
GV-09	지양(至陽)	제7흉추 극돌기 하함중(下陷中)에서 취한다.	斜刺 0.3~0.5寸, 灸	요배신경통(腰背神經痛) 간염(肝炎) 황달(黃疸) 늑간신경통(肋間神經痛) 담석통(膽石痛) 위병일체(胃病一切) 신장병(腎臟病) 해수(咳嗽) 장뇌명(腸雷鳴) 빈혈(貧血)
GV-10	영대(靈臺)	제6흉추 극돌기 하함중(下陷中)에서 취한다.	斜刺 0.3~0.5寸, 灸	기관지천식(氣管支喘息) 정신질환(精神疾患) 폐질환(肺疾患) 해수(咳嗽) 요배통(腰背痛)

경 혈		취 혈	자 침	주 치
GV-11	신도(神道)	제5흉추(胸椎) 극돌기(棘突起) 하함중(下陷中)에서 취한다.	斜刺 0.3~0.5寸, 灸	황홀(恍惚) 건망(健忘) 경계(驚悸) 해수(咳嗽) 정신병(精神病) 늑간신경통(肋間神經痛) 두통(頭痛) 히스테리
GV-12	신주(身柱)	제3흉추(胸椎) 극돌기(棘突起) 하함중(下陷中)에서 취한다.	斜刺 0.3~0.5寸, 灸	뇌척수질환(腦脊髓疾患) 정신병(精神病) 해수(咳嗽) 전간(癲癎) 소아경련(小兒痙攣) 유소아병(幼小兒病) 일체
GV-13	도도(陶道)	제1흉추(胸椎) 극돌기(棘突起) 하함중(下陷中)에서 취한다.	斜刺 0.3~0.5寸, 灸	급성열병(急性熱病) 전간(癲癎) 두통(頭痛) 정신병(精神病) 경척강직통(頸脊强直痛) 뇌신경쇠약(腦神經衰弱) 간헐열(間歇熱)
흉추7번~흉추1번 : 정신질환, 심, 폐질환, 열병				
GV-14	대추(大椎)	제7경추(頸椎) 극돌기(棘突起) 하함중(下陷中)에 취한다.	斜刺 0.3~0.5寸, 或 삼릉침(三稜鍼) 點刺出血, 灸	급성열병(急性熱病) 간헐열(間歇熱) 전간(癲癎) 정신분열증(精神分裂症) 뇌막염(腦膜炎) 기관지염(氣管支炎) 해수(咳嗽) 두통(頭痛) 뉵혈(衄血) 편도선염(扁桃腺炎) 감기(感氣) 척배강통(脊背强痛)
GV-15	아문(瘂門)	후발제(後髮際) 상 0.5촌으로 제1·2 경추(頸椎) 사이 함중(陷中)에 취한다.	입술을 겨냥하여 천천히 0.3~0.5寸 자입(刺入) 한다. 禁深刺	뇌막염(腦膜炎) 뇌충혈(腦充血) 뉵혈(衄血) 중풍(中風) 언어불능(言語不能) 농아(聾啞) 후두통(後頭痛) 정신분열증(精神分裂症) 설골상근마비(舌骨上筋麻痺)
GV-16	풍부(風府)	후발제(後髮際) 상 1촌으로 후두골(後頭骨) 하연(下緣)의 함중(陷中)에 취한다.	아래턱을 겨누어 천천히 0.3~0.5寸 자입(刺入)한다.	중풍(中風) 반신불수(半身不遂) 감기(感氣) 현훈(眩暈) 정신분열증(精神分裂症) 뉵혈(衄血) 경항부신경통(頸項部神經痛)
항부 : 정신질환, 머리, 안면, 이비인후과질환				
GV-17	뇌호(腦戶)	후발제(後髮際) 상 2.5촌으로 풍부(風府) 상방 1.5촌의 두정중선에 취한다.	直刺 0.1~0.3寸 灸	뇌충혈(腦充血) 두중(頭重) 언어불능(言語不能) 두항강직통(頭項强直痛) 전간(癲癎) 현훈(眩暈)
GV-18	강간(强間)	후발제(後髮際) 상 4촌으로 뇌호(腦戶) 상방 1.5촌에 취한다.	直刺 0.1~0.3寸 灸	뇌일혈(腦溢血) 뇌빈혈(腦貧血) 현훈(眩暈) 항강(項强) 전광(癲狂) 소아경간(小兒驚癎) 두통(頭痛) 구토(嘔吐)
GV-19	후정(後頂)	후발제(後髮際) 상 5.5촌으로 강간(强間) 상방 1.5촌에 취한다.	直刺 0.1~0.3寸 灸	두통(頭痛) 후두통(後頭痛) 전간(癲癎) 현훈(眩暈) 뇌충혈(腦充血) 뇌빈혈(腦貧血) 불면(不眠)

경 혈		취 혈	자 침	주 치
GV-20	백회(百會)	전발제(前髮際) 상 5촌, 후발제(後髮際) 상 7촌의 두정중선(頭正中線)에 취한다.	直刺 0.1~0.3寸 灸	뇌일혈(腦溢血) 뇌빈혈(腦貧血) 두통(頭痛) 현훈(眩暈) 전간(癲癎) 혈압항진(血壓亢進) 뇌신경쇠약(腦神經衰弱) 치출혈(痔出血) 중풍(中風) 치질(痔疾) 이명(耳鳴) 비색(鼻塞) 탈항(脫肛) 건망(健忘)
GV-21	전정(前頂)	전발제(前髮際) 상 3.5촌, 백회(百會) 앞 1.5촌의 두정중선(頭正中線)에 취한다.	直刺 0.1~0.3寸. 灸	뇌빈혈(腦貧血) 뇌충혈(腦充血) 두통(頭痛) 현훈(眩暈) 소아급만경풍(小兒急慢驚風) 수종(水腫)
GV-22	신회(顖會)	전발제(前髮際) 상 2촌, 백회(百會) 앞 3촌의 두정중선(頭正中線)에 취한다.	直刺 0.1~0.3寸. 灸 어린 아이는 신문이 아물지 않았으니 禁鍼	뇌빈혈두통(腦貧血頭痛) 비질환(鼻疾患) 졸중(卒中) 안면창백(顔面蒼白) 경간(驚癎)
GV-23	상성(上星)	전발제(前髮際) 상 1촌의 두정중선(頭正中線)에 취한다.	直刺 0.1~0.3寸 灸	전두신경통(前頭神經痛) 비염(鼻炎) 안병(眼病) 전광(癲狂)
GV-24	신정(神庭)	전발제(前髮際) 상 0.5촌의 두정중선(頭正中線)에 취한다.	直刺 0.1~0.3寸 灸	비염(鼻炎) 뉵혈(衄血) 두통(頭痛) 두중(頭重) 현훈(眩暈) 불면(不眠) 간질(癎疾) 틱장애(tic)
두부 : 정신질환, 두부 안면질환, 이비인후과 질환				
GV-25	소료(素髎)	비첨단(鼻尖端) 정중(正中)에 취한다.	直刺 0.1~0.3寸, 혹 點刺出血, 禁灸	비색(鼻塞) 비연(鼻淵) 비창(鼻瘡) 뉵혈(衄血) 전간(癲癎) 곽란(霍亂) 의식혼미(意識昏迷) 소아급경풍(小兒急驚風) 비사중(鼻齄症)
GV-26	수구(水溝)	인중구(人中溝)의 중점(中點)에 취한다.	直刺 0.1~0.3寸, 혹 손톱으로 눌러준다. 禁灸	뇌일혈(腦溢血) 흉통(胸痛) 당뇨병(糖尿病) 면종(面腫) 순종(脣腫) 인사불성(人事不省) 정신분열(精神分裂) 구안와사(口眼喎斜) 아관긴폐(牙關緊閉) 서체(暑滯)
GV-27	태단(兌端)	상순(上脣) 중앙(中央) 선단(先端)에 취한다.	直刺 0.1~0.3寸, 禁灸	순종(脣腫) 당뇨병(糖尿病) 구취(口臭) 전간(癲癎) 황달(黃疸) 비색(鼻塞) 치통(齒痛) 치은염(齒齦炎)
GV-28	은교(齦交)	상순(上脣) 내측 정중앙의 잇몸과 윗입술을 잇는 상순소대(上脣小帶) 하단(下端)에 취한다.	위를 향해 直刺 0.1~0.3寸, 禁灸	전광(癲狂) 심번(心煩) 비연(鼻淵) 뉵혈(衄血) 황달(黃疸) 면종(面腫) 소아면창(小兒面瘡) 구취(口臭) 축농증(蓄膿症) 각막염(角膜炎) 누액과다(淚液過多)
입과 코 질환 : 정신질환, 코 · 입 · 치과 질환				

독맥의 주요혈	
낙혈(絡穴)	장강(長强)

3　수태음폐경(手太陰肺經. LU : Lung Meridian of Hand-Taiyin)

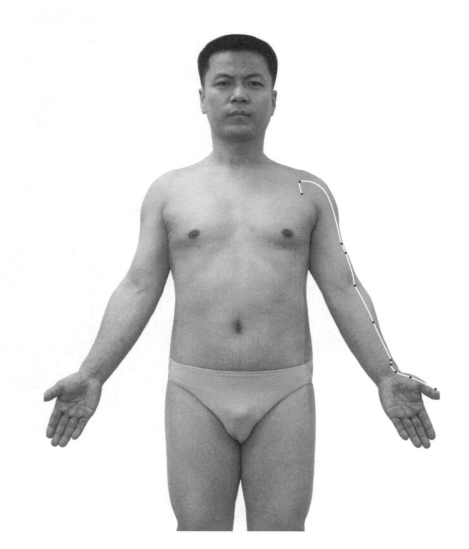

◉ 수태음폐경혈명가결(手太陰肺經穴名歌訣)

　수태음폐십일혈(手太陰肺十一穴)　　　중부운문천부결(中府雲門天府訣)

　협백척택공최존(俠白尺澤孔最存)　　　열결경거태연섭(列缺經渠太淵涉)

　어제소상여구엽(魚際少商如韭葉)

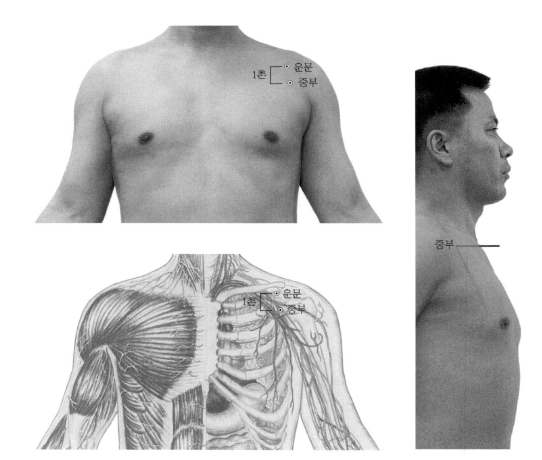

1) 중부(中府) LU-01 폐경(肺經)의 모혈(募穴)

[취 혈 법]　제1 늑간(肋間)의 전정중선상(前正中線上) 화개(華蓋) 외방(外方) 6촌 즉,
　　　　　　운문(雲門) 하 1촌에 취한다.

[자 침 법]　直刺 0.3~0.5寸, 灸

2) 운문(雲門) LU-02

[취 혈 법]　쇄골하연(鎖骨下緣)으로 선기(璇璣) 외방(外方) 6촌의 누르면 압통(壓痛)이
　　　　　　있는 곳에 취한다.

[자 침 법]　直刺 0.3~0.5寸, 灸

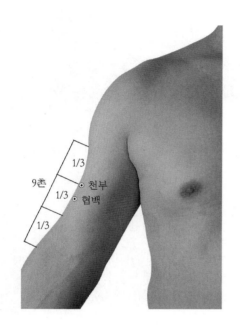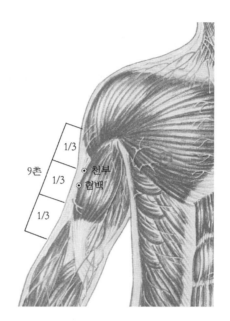

3) 천부(天府) LU-03

[취 혈 법] 전액문두(前腋紋頭)와 척택(尺澤)을 이은 선에서 전액문두 하 3촌, 척택 상
6촌에 취한다.
혹은 코끝에 먹을 칠하고 팔을 들어 코끝에 대면 먹이 묻는 곳이다.

[자 침 법] 直刺 0.3~0.5寸, 灸

4) 협백(俠白) LU-04

[취 혈 법] 천부(天府) 하 1寸으로 전액문두(前腋紋頭)와 척택(尺澤)을 이은 선에서
척택(尺澤) 상 5촌에 취한다.

[자 침 법] 直刺 0.5~0.8寸, 灸

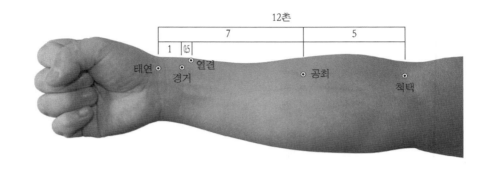

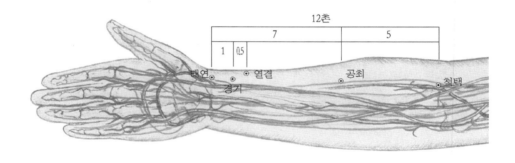

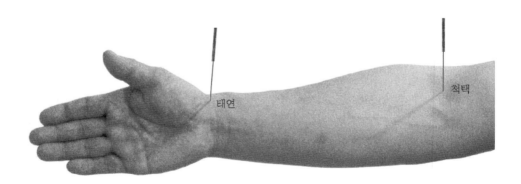

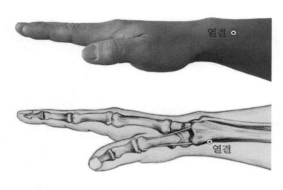
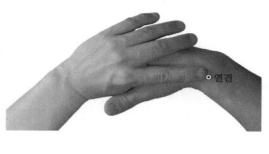

5) 척택(尺澤) LU-05 합수혈(合水穴)

[취 혈 법] 주횡문(肘橫紋) 중앙의 상완이두근건(上腕二頭筋腱) 요측연 함중에 취한다.
[자 침 법] 直刺 0.3~0.5寸, 灸

6) 공최(孔最) LU-06 극혈(郄穴)

[취 혈 법] 태연(太淵)과 척택(尺澤)을 이은 선에서 척택 하 5촌, 태연 상 7촌에 취한다.
[자 침 법] 直刺 0.3~0.7寸, 灸

7) 열결(列缺) LU-07 낙혈(絡穴) 팔맥교회혈(八脈交會穴)−임맥(任脈) 사총혈(四總穴)−두항(頭項)

[취 혈 법] 태연(太淵)과 척택(尺澤)을 이은 선에서 태연 상 1.5촌의 요골경상돌기(橈骨
莖狀突起) 약간 위쪽 함중(陷中)으로 양손을 호구(虎口)로 교차했을 때 시지
(示指) 끝부분이 닿는 곳에 취한다.
[자 침 법] 直刺 0.1~0.3寸, 灸

8) 경거(經渠) LU-08 경금혈(經金穴)

[취 혈 법] 태연(太淵)과 척택(尺澤)을 이은 선에서 태연 상 1촌으로 요골경상돌기 상연
(上緣)과 요골동맥(橈骨動脈) 사이의 함중(陷中)에 취한다. 촌관척(寸關尺)
삼부(三部) 중 관부(關部)에 해당한다.
[자 침 법] 直刺 0.1~0.3寸, 禁灸

9) 태연(太淵) LU-09 수토혈(輸土穴) 원혈(原穴) 팔회혈(八會穴) 중 맥회(脈會)

[취 혈 법] 완횡문 요측 요골동맥 박동부위로 맥을 볼 때 촌구(寸口)에 해당하는 곳에 취한다.
[자 침 법] 直刺 0.1~0.3寸, 灸

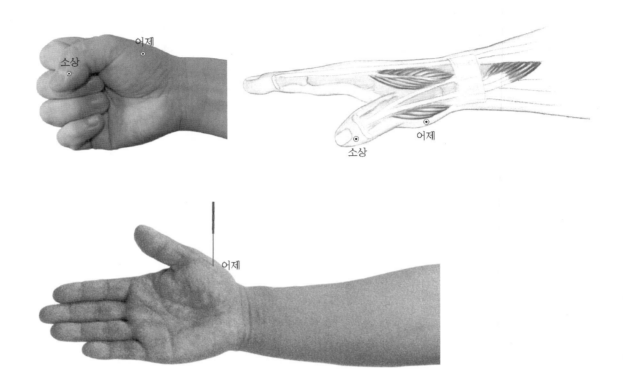

10) 어제(魚際) LU-10 형화혈(滎火穴)

[취 혈 법]   무지중수골(拇指中手骨) 중앙(中央)의 적백육제(赤白肉際)에 취한다.

[자 침 법]   直刺 0.1~0.3寸, 灸

11) 소상(少商) LU-11 정목혈(井木穴)

[취 혈 법]   무지(拇指) 요측(橈側) 조갑근각(爪甲根角) 옆 0.1촌에 취한다.

[자 침 법]   直刺 0.1寸, 혹 삼릉침(三稜鍼)으로 點刺出血, 灸

수태음폐경 소속경혈의 취혈자침

경 혈		취 혈	자 침	주 치
LU-1	중부(中府)	제1늑간 전정중선의 화개(華蓋) 외방 6촌, 운문 하 1촌에서 취한다.	直刺 0.3~0.5寸 灸	기관염(氣管炎) 기관지염(氣管支炎) 천식(喘息) 폐렴(肺炎) 견배통(肩背痛) 흉통(胸痛) 호흡곤란(呼吸困難) 도한(盜汗)
LU-2	운문(雲門)	쇄골(鎖骨) 하 전정중선의 선기(璇璣) 외방 6촌으로 누르면 압통을 느끼는 곳에서 취한다.	直刺 0.3~0.5寸 灸	기관염(氣管炎) 해수(咳嗽) 흉만(胸滿) 인두염(咽頭炎) 견배통(肩背痛)
흉부 : 흉, 폐질환				
LU-3	천부(天府)	전액문두(前腋紋頭)와 척택(尺澤)의 연결선에서 전액문두 하 3촌, 척택 상 6촌에 취한다. 혹은 코끝에 먹을 칠하고 팔을 들어 코끝에 대면 먹이 묻는 곳이다.	直刺 0.3~0.5寸 灸	호흡기병(呼吸器病) 뇌충혈(腦充血) 비출혈(鼻出血) 두통(頭痛) 현훈(眩暈) 일산화탄소중독(一酸化炭素中毒) 상완신경통(上腕神經痛)
LU-4	협백(俠白)	천부(天府) 하 1촌으로 전액문두(前腋紋頭)와 척택(尺澤)을 이은 선에서 척택(尺澤) 상 5촌에 취한다.	直刺 0.5~0.8寸 灸	심장질환(心臟疾患) 호흡속박(呼吸速迫) 신경성심계항진(神經性心悸亢進) 흉고(胸苦) 심통(心痛) 늑간신경통(肋間神經痛) 오심(惡心)
LU-5	척택(尺澤)	주횡문(肘橫紋) 중앙에 있는 상완이두근건(上腕二頭筋腱) 요측연(橈側緣) 함중(陷中)에 취한다.	直刺 0.3~0.5寸 灸	상완신경통(上腕神經痛) 호흡곤란(呼吸困難) 심장제질환(心臟諸疾患) 신허증(腎虛症) 주관절굴신불리(肘關節屈伸不利)
LU-6	공최(孔最)	태연(太淵)과 척택(尺澤)을 이은 선에서 척택 하 5촌, 태연 상 7촌에 취한다.	直刺 0.3~0.7寸 灸	뉵혈(衄血) 편도선염(扁桃腺炎) 치질(痔疾) 충수염(蟲垂炎) 주관절통(肘關節痛) 완관절통(腕關節痛)
LU-7	열결(列缺)	태연(太淵)과 척택(尺澤)을 이은 선에서 태연 상 1.5촌의 요골 경상돌기 약간 위쪽 함중(陷中)으로 양손을 호구(虎口)로 교차 했을 때 시지(示指) 끝부분이 닿는 곳에 취한다.	直刺 0.1~0.3寸 灸	구안와사(口眼喎斜) 인후증(咽喉症) 삼차신경통(三叉神經痛) 편풍(偏風) 요골부근염(橈骨部筋炎) 피부염(皮膚炎)
LU-8	경거(經渠)	태연(太淵)과 척택(尺澤)을 이은 선에서 태연 상 1촌으로 요골 경상돌기 상연(上緣)과 요골동맥 사이의 함중(陷中)에 취한다. 촌관척(寸關尺) 삼부(三部) 중 관부(關部)에 해당한다.	直刺 0.1~0.3寸 禁灸	인두염(咽頭炎) 편도선염(扁桃腺炎) 구토(嘔吐) 기관지염(氣管支炎) 상완신경통(上腕神經痛) 딸꾹질

경 혈		취 혈	자 침	주 치
LU-9	태연(太淵)	완횡문 요측 요골동맥 박동부위(搏動部位)로, 맥을 볼 때 촌구(寸口)에 해당하는 곳에 취한다.	直刺 0.1~0.3寸 灸	호흡기병(呼吸器病) 심장병(心臟病) 완관절통(腕關節痛) 인두병(咽頭病) 불면(不眠) 눈병
LU-10	어제(魚際)	무지중수골(拇指中手骨) 중앙(中央)의 적백육제(赤白肉際)에 취한다.	直刺 0.1~0.3寸 灸	두통(頭痛) 인두통(咽頭痛) 편도선염(扁桃腺炎) 심동계(心動悸) 사성(嗄聲) 설황(舌黃) 콧물[鼻涕]
LU-11	소상(少商)	무지(拇指) 요측(橈側) 조갑근각(爪甲根角) 옆 0.1촌에 취한다.	直刺 0.1寸, 혹 삼릉침(三稜鍼)으로 點刺出血, 灸	뇌충혈(腦充血) 이하선염(耳下腺炎) 편도선염(扁桃腺炎) 정신분열증(精神分裂症) 실신(失神) 급체(急滯)

팔 부위 : 인후, 흉, 폐질환

주요혈		오수혈	
원혈(原穴)	태연(太淵)	정목혈(井木穴)	소상(少商)
낙혈(絡穴)	열결(列缺)	형화혈(滎火穴)	어제(魚際)
극혈(郄穴)	공최(孔最)	수토혈(輸土穴)	태연(太淵)
모혈(募穴)	중부(中府)	경금혈(經金穴)	경거(經渠)
배유혈(背俞穴)	폐유(肺俞)	합수혈(合水穴)	척택(尺澤)
맥회혈(脈會穴)	태연(太淵)	태연(太淵)	태연(太淵)

수양명대장경(手陽明大腸經, LI : Large Intestine Meridian of Hand-Yangming)

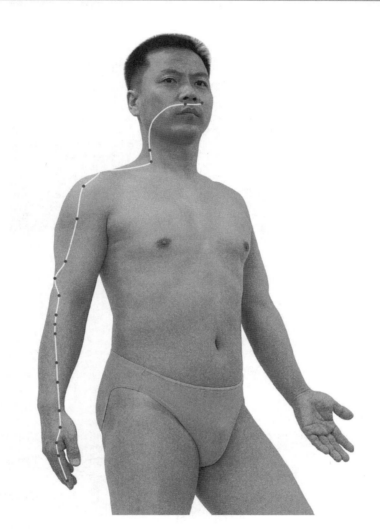

◉ 수양명대장경혈명가결(手陽明大腸經穴名歌訣)

수양명경속대장(手陽明經屬大腸)　　　혈명이십시상양(穴名二十始商陽)

이간삼간통합곡(二間三間通合谷)　　　양계편력온류장(陽谿偏歷溫溜場)

하렴상렴수삼리(下廉上廉手三里)　　　곡지주료오리양(曲池肘髎五里揚)

비노견우거골함(臂臑肩髃巨骨陷)　　　천정부돌화료방(天鼎扶突禾髎旁)

비익외측지영향(鼻翼外側至迎香)

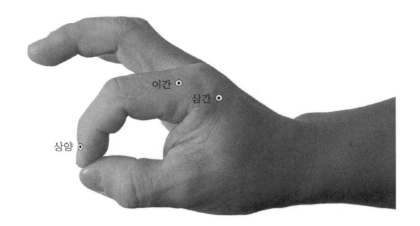

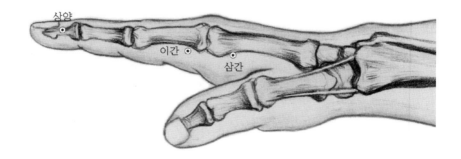

1) 상양(商陽) LI-01 정금혈(井金穴)

[취 혈 법] 시지(示指) 요측(橈側) 조갑근각(爪甲根角) 옆 0.1촌에 취한다.
[자 침 법] 直刺 0.1寸. 灸

2) 이간(二間) LI-02 형수혈(滎水穴)

[취 혈 법] 시지(示指) 요측(橈側)의 기절골저(基節骨底) 전함중(前陷中)
　　　　　　적백육제(赤白肉際)에 취한다.
[자 침 법] 直刺 0.1~0.3寸, 灸

3) 삼간(三間) LI-03 수목혈(輸木穴)

[취 혈 법] 시지(示指) 요측(橈側)의 중수골두(中手骨頭) 후함중(後陷中)에 취한다.
[자 침 법] 直刺 0.1~0.3寸, 灸

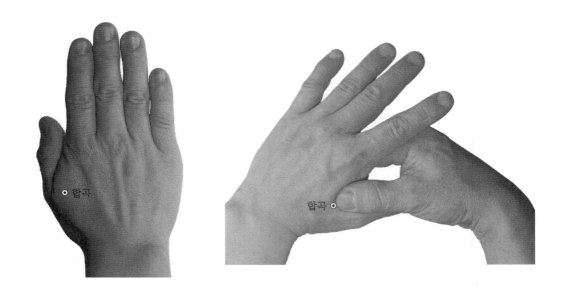

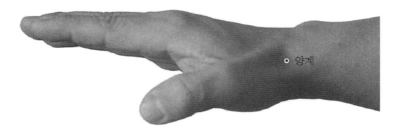

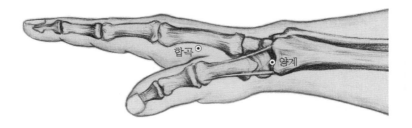

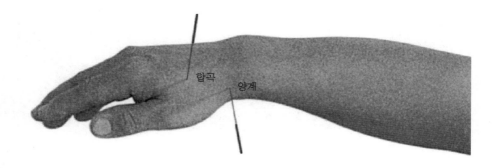

4) 합곡(合谷) LI-04 원혈(原穴) 사총혈(四總穴)-면목(面目)

[취 혈 법] 시지(示指) 요측(橈側) 중수골(中手骨) 중간의 장측연(掌側緣)에 취한다.
[자 침 법] 直刺 0.3~0.5寸, 灸

5) 양계(陽谿) LI-05 경화혈(經火穴)

[취 혈 법] 엄지를 위로 들어 올렸을 때 완관절(腕關節) 요측(橈側)의 두 힘줄 사이
         함중(陷中)에 취한다.
[자 침 법] 直刺 0.1~0.3寸, 灸

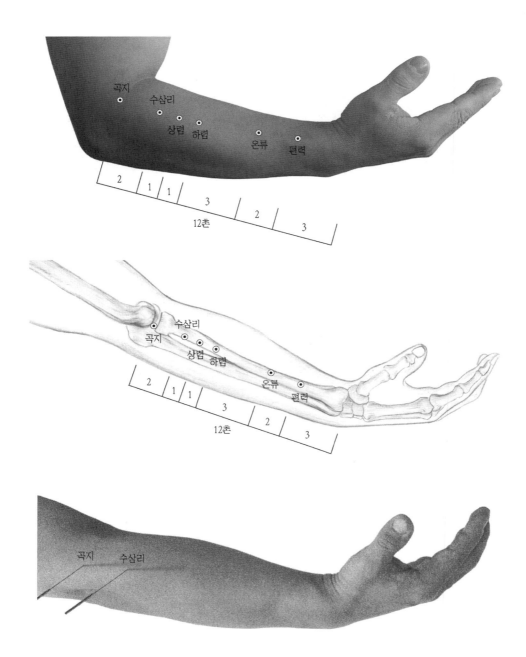

6) 편력(偏歷) LI-06 낙혈(絡穴)

[취 혈 법] 양계(陽谿)와 곡지(曲池)를 이은 선에서 양계(陽谿) 상 3촌에 취한다.
[자 침 법] 直刺 0.1~0.3寸, 灸

7) 온류(溫溜) LI-07 극혈(郄穴)

[취 혈 법] 양계(陽谿)와 곡지(曲池)를 이은 선에서 양계(陽谿) 상 5촌에 취한다.
[자 침 법] 直刺 0.1~0.3寸, 灸

8) 하렴(下廉) LI-08

[취 혈 법] 양계(陽谿)와 곡지(曲池)를 이은 선에서 곡지(曲池) 하 4촌에 취한다.
[자 침 법] 直刺 0.3~0.5寸, 灸

9) 상렴(上廉) LI-09

[취 혈 법] 양계(陽谿)와 곡지(曲池)를 이은 선에서 곡지(曲池) 하 3촌에 취한다.
[자 침 법] 直刺 0.3~0.5寸, 灸

10) 수삼리(手三里) LI-10

[취 혈 법] 양계(陽谿)와 곡지(曲池)를 이은 선에서 곡지(曲池) 하 2촌에 취한다.
[자 침 법] 直刺 0.3~0.5寸, 灸

11) 곡지(曲池) LI-11 합토혈(合土穴)

[취 혈 법] 완요측(腕橈側)에서 주횡문(肘橫紋)과 완능선(腕陵線)이 교차하는 지점으로
          누르면 압통이 있는 곳에 취한다.
[자 침 법] 直刺 0.3~0.7寸, 灸

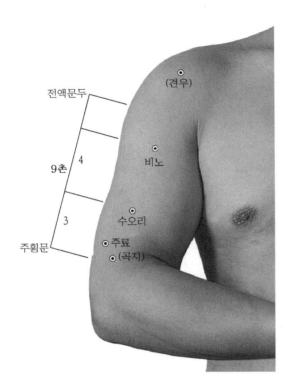
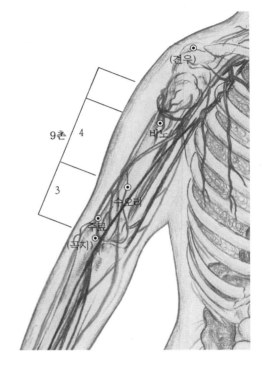

12) 주료(肘髎) LI-12

[취 혈 법] 팔꿈치를 구부린 상태로 곡지 외상방(外上方) 1촌으로 상완골(上腕骨)
외측상과(外側上顆) 상연(上緣) 함중(陷中)에 취한다.

[자 침 법] 直刺 0.3~0.5寸, 灸

13) 수오리(手五里) LI-13

[취 혈 법] 곡지(曲池)와 견우(肩髃)를 이은 선상에서 곡지(曲池) 상 3촌에 취한다.

[자 침 법] 0.3~0.5촌 [금침(禁針)혈로 되어 있으나 호침(毫針)으로는 가능하다.]

14) 비노(臂臑) LI-14

[취 혈 법] 곡지(曲池)와 견우(肩髃)를 이은 선상에서 곡지(曲池) 상 7촌에 취한다.

[자 침 법] 直刺 0.3~0.5寸, 灸

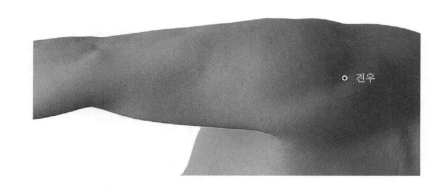

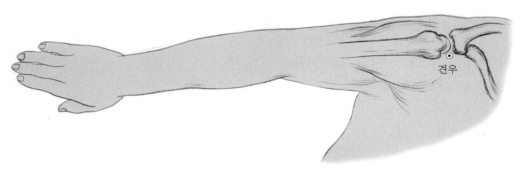

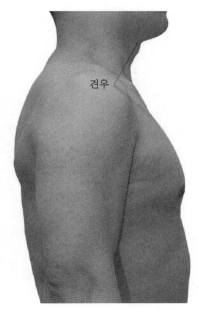

15) 견우(肩髃) LI-15

[취 혈 법] 견봉단(肩峰端) 전각하연(前角下緣). 팔을 수평으로 들어 올렸을 때 어깨 위에 나타나는 두 개의 함요처(陷凹處) 중 앞쪽의 함중(陷中)에 취한다. 뒤쪽은 견료(肩髎)이다.

[자 침 법] 直刺 0.5~0.8寸, 灸, 하향자침(下向刺針) 시 3.5寸

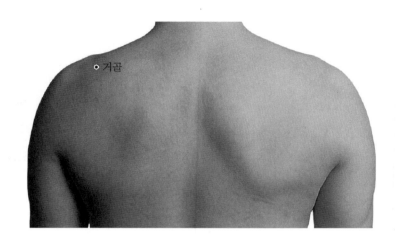

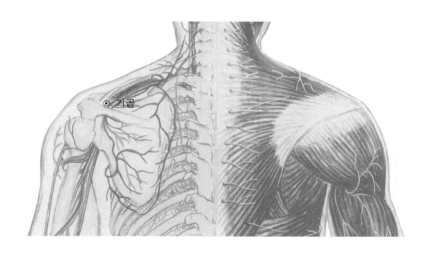

16) 거골(巨骨) LI-16

    [취 혈 법]   견쇄관절(肩鎖關節)과 견갑극(肩胛棘) 사이 함중(陷中)에 취한다.

    [자 침 법]   直刺 0.3~0.5寸, 灸

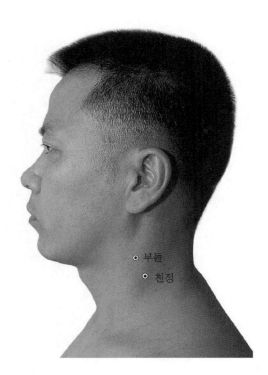 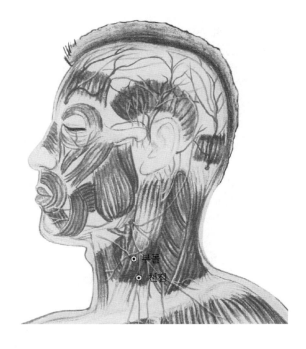

17) 천정(天鼎) LI-17

[취 혈 법]　부돌(扶突)과 결분(缺盆)의 중간으로 흉쇄유돌근(胸鎖乳突筋) 후연(後緣)에
　　　　　취한다.

[자 침 법]　直刺 0.2~0.4寸, 灸

18) 부돌(扶突) LI-18

[취 혈 법]　후두융기(喉頭隆起)의 외방 3촌으로 흉쇄유돌근(胸鎖乳突筋) 전연(前緣)과
　　　　　후연(後緣) 사이에 취한다.

[자 침 법]　直刺 0.2~0.4寸, 灸

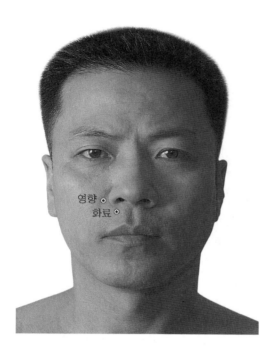
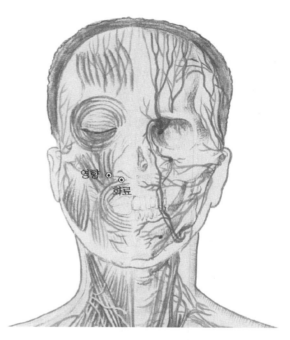

19) 화료(禾髎) LI-19

[취 혈 법] 비공외연(鼻孔外緣) 수직선과 수구(水溝) 수평선의 교차점(交叉點)에 취한다.
[자 침 법] 直刺 0.1~0.3寸, 禁灸

20) 영향(迎香) LI-20

[취 혈 법] 비익(鼻翼) 중점(中點) 외방(外方)의 비순구(鼻脣溝)에 취한다.
[자 침 법] 直刺 0.1~0.3寸, 禁灸

수양명대장경 소속경혈의 취혈자침

경 혈		취 혈	자 침	주 치
LI-01	상양(商陽)	시지(示指) 요측 조갑근각(爪甲根角) 옆 0.1촌에 취한다.	直刺 0.1寸, 또는 한두 방울 피를 낸다. 灸	발열(發熱) 두통(頭痛) 치통(齒痛) 협심증(狹心症) 뇌충혈(腦充血) 편도선염(扁桃腺炎) 구급혈(救急穴)
LI-02	이간(二間)	시지(示指) 요측 기절골저(基節骨底) 전함중(前陷中) 적백육제(赤白肉際) 에 취한다.	直刺 0.1~0.3寸, 灸	치통(齒痛) 구각염(口角炎) 비염(鼻炎) 인후염(咽喉炎) 구안와사(口眼喎斜) 요골신경통(橈骨神經痛)
LI-03	삼간(三間)	시지(示指) 요측(橈側)의 중수골두 (中手骨頭) 후함중(後陷中)에 취한다.	直刺 0.1~0.3寸, 灸	견배신경통(肩背神經痛) 상박신경통(上膊神經痛) 치통(齒痛) 안검양통(眼瞼痒痛) 아관긴급(牙關緊急) 장뇌명하리(腸雷鳴下痢) 협심증(狹心症) 편도선염(扁桃腺炎) 인후종통(咽喉腫痛)
LI-04	합곡(合谷)	시지(示指) 요측(橈側) 중수골(中手骨) 중간의 장측연(掌側緣)에 취한다.	直刺 0.3~0.5寸, 灸	목[頸] 머리[頭] 안면동통(顔面疼痛)에 대측(對側) 유침(留鍼), 급만성위염(急慢性胃炎) 비뉵(鼻衄) 인후종통(咽喉腫痛) 다한(多汗) 구안와사(口眼喎斜)
LI-05	양계(陽谿)	엄지를 위로 들어 올렸을 때 완관절(腕關節) 요측(橈側)의 두 힘줄 사이 함중(陷中)에 취한다.	直刺 0.1~0.3寸, 灸	정신병(精神病) 고혈압(高血壓) 두통(頭痛) 이명(耳鳴) 완관절염(腕關節炎) 안구충혈(眼球充血)
LI-06	편력(偏歷)	양계(陽谿)와 곡지(曲池)를 이은 선 에서 양계 상 3촌에 취한다.	直刺 0.1~0.3寸, 灸	수관절통(手關節痛) 상완신경통(上腕神經痛) 치통(齒痛) 편도선염(扁桃腺炎) 이명이롱(耳鳴) 수종(水腫)
LI-07	온류(溫溜)	양계(陽谿)와 곡지(曲池)를 이은 선 에서 양계 상 5촌에 취한다.	直刺 0.1~0.3寸, 灸	설염(舌炎) 구내염(口內炎) 면종(面腫) 사지종(四肢腫) 인후종통(咽喉腫痛) 치출혈(痔出血) 안면부종(顔面浮腫) 두통(頭痛) 장명(腸鳴) 복통(腹痛)
LI-08	하렴(下廉)	양계(陽谿)와 곡지(曲池)를 이은 선 에서 곡지 하 4촌에 취한다.	直刺 0.3~0.5寸, 灸	주비통(肘臂痛) 주관절통(肘關節痛) 소화장애(消化障碍) 장뇌명(腸雷鳴) 폐·기관지염(肺·氣管支炎) 복통(腹痛) 늑간신경통(肋間神經痛)
LI-09	상렴(上廉)	양계(陽谿)와 곡지(曲池)를 이은 선 에서 곡지 하 3촌에 취한다.	直刺 0.3~0.5寸, 灸	복통(腹痛) 요골신경통(橈骨神經痛) 상지불수(上肢不遂) 장염(腸炎) 장명(腸鳴) 천식(喘息)

경 혈		취 혈	자 침	주 치
LI-10	수삼리 (手三里)	양계(陽谿)와 곡지(曲池)를 이은 선에서 곡지 하 2촌에 취한다.	直刺 0.3~0.5寸, 灸	고혈압(高血壓) 상지불수(上肢不遂) 편두통(偏頭痛) 이하선염(耳下腺炎) 안면신경마비(顔面神經麻痺) 치통(齒痛) 면종(面腫) 정옹(疔癰) 복통(腹痛) 설사(泄瀉)
LI-11	곡지(曲池)	완요측(腕橈側)에서 주횡문(肘橫紋)과 완능선(腕稜線)이 만나는 지점으로 누르면 압통이 있는 곳에 취한다.	直刺 0.3~0.7寸, 灸	반신불수(半身不遂) 피부병(皮膚病) 상박신경통(上膊神經痛) 두통(頭痛) 변비(便秘)

수, 주관절 부위 : 안면, 두부, 눈, 이비인후질환, 열병

경 혈		취 혈	자 침	주 치
LI-12	주료(肘髎)	팔꿈치를 구부린 상태에서 곡지(曲池) 외상방 1촌으로 상완골(上腕骨) 외측상과(外側上顆) 상연(上緣) 함중(陷中)에 취한다.	直刺 0.3~0.5寸, 灸	주관절통(肘關節痛) 주비통(肘臂痛)
LI-13	수오리 (手五里)	곡지(曲池)와 견우(肩髃)를 이은 선상에서 곡지 위 3촌에 취한다.	直刺 0.3~0.5寸 (금침혈로 되어 있으나 호침으로는 가하다)	주·상완경련(肘·上腕痙攣) 및 동통(疼痛)
LI-14	비노(臂臑)	곡지(曲池)와 견우(肩髃)를 이은 선상에서 곡지 위 7촌에 취한다.	直刺 0.3~0.5寸, 灸	상완신경통(上腕神經痛) 손가락마비 늑간신경통(肋間神經痛) 경항통(頸項痛) 상지마비(上肢麻痺) 안질환(眼疾患)
LI-15	견우(肩髃)	견봉단(肩峰端) 전각하연(前角下緣). 팔을 수평으로 들어 올렸을 때 어깨 위에 나타나는 두 개의 함요처(陷凹處) 중 앞쪽에 취한다. 뒤쪽은 견료(肩髎)이다.	直刺 0.5~0.8寸, 灸	견비통(肩臂痛) 상지불수(上肢不遂) 상완신경통(上腕神經痛) 습진(濕疹) 기타 두드러기 건선 아토피 등 피부병(皮膚病) 및 피부소양증에 명혈(名穴)
LI-16	거골(巨骨)	견쇄관절(肩鎖關節)과 견갑극 사이 함중(陷中)에 취한다.	直刺 0.3~0.5寸, 灸	견갑통(肩胛痛) 견관절통(肩關節痛) 상완신경통(上腕神經痛) 견비통(肩臂痛)

상지, 견부 : 국부질환 위주

경 혈		취 혈	자 침	주 치
LI-17	천정(天鼎)	부돌(扶突)과 결분(缺盆)의 중간으로 흉쇄유돌근(胸鎖乳突筋) 후연(後緣)에 취한다.	直刺 0.2~0.4寸, 灸	편도선염(扁桃腺炎) 인후염(咽喉炎) 연하곤란(嚥下困難) 협심증(狹心症) 폭음(暴瘖)

경 혈		취 혈	자 침	주 치
LI-18	부돌(扶突)	후두융기(喉頭隆起)의 외방 3촌으로 흉쇄유돌근(胸鎖乳突筋) 전연(前緣)과 후연(後緣) 사이에 취한다.	直刺 0.2~0.4寸, 灸	인후종통(咽喉腫痛) 기관지염(氣管支炎) 타액분비과다(唾液分泌過多) 해수(咳嗽) 흉쇄유돌근마비(胸鎖乳突筋痲痺) 천식(喘息). 편도선염(扁桃腺炎) 림프절염

경부 : 인후질환

경 혈		취 혈	자 침	주 치
LI-19	화료(禾髎)	비공외연(鼻孔外緣) 수직선과 수구(水溝) 수평선의 교차점(交叉點)에 취한다.	直刺 0.1~0.3寸 禁灸	무후각(無嗅覺) 비색(鼻塞) 비연(鼻淵) 뉵혈(衄血) 구안와사(口眼喎斜) 구내염(口內炎)
LI-20	영향(迎香)	비익(鼻翼) 중점(中點) 외방(外方)의 비순구(鼻脣溝)에 취한다.	直刺 0.1~0.3寸, 禁灸	구내염(口內炎) 비염(鼻炎) 비색(鼻塞) 비연(鼻淵) 비뉵(鼻衄) 무후각(無嗅覺) 치통(齒痛) 안면신경마비(顔面神經痲痺)

안면부 : 코질환

주요혈		오수혈	
원혈(原穴) 낙혈(絡穴) 극혈(郄穴) 모혈(募穴) 배유혈(背俞穴) 하합혈(下合穴)	합곡(合谷) 편력(偏歷) 온류(溫溜) 천추(天樞) 대장유(大腸俞) 상거허(上巨虛)	정금혈(井金穴) 형수혈(滎水穴) 수목혈(輸木穴) 경화혈(經火穴) 합토혈(合土穴)	상양(商陽) 이간(二間) 삼간(三間) 양계(陽谿) 곡지(曲池)

5 족양명위경(足陽明胃經, Stomach Meridian of Foot-Yangming, ST)

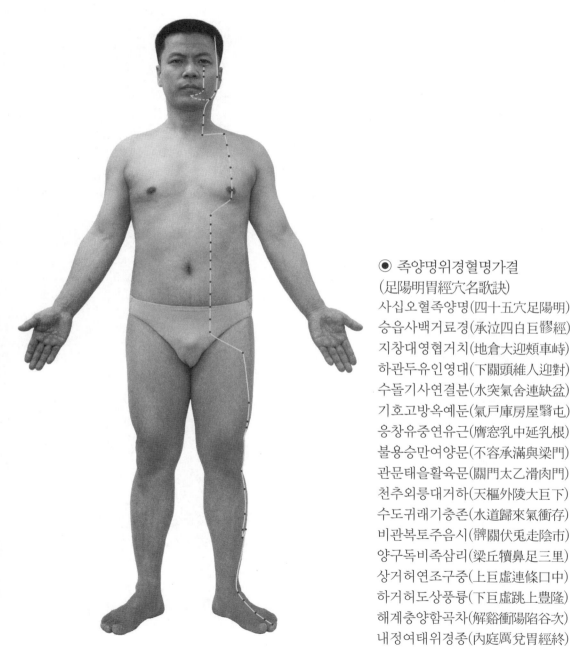

◉ 족양명위경혈명가결
(足陽明胃經穴名歌訣)
사십오혈족양명(四十五穴足陽明)
승읍사백거료경(承泣四白巨髎經)
지창대영협거치(地倉大迎頰車峙)
하관두유인영대(下關頭維人迎對)
수돌기사연결분(水突氣舍連缺盆)
기호고방옥예둔(氣戶庫房屋翳屯)
응창유중연유근(膺窓乳中延乳根)
불용승만여양문(不容承滿與梁門)
관문태을활육문(關門太乙滑肉門)
천추외릉대거하(天樞外陵大巨下)
수도귀래기충존(水道歸來氣衝存)
비관복토주음시(髀關伏兎走陰市)
양구독비족삼리(梁丘犢鼻足三里)
상거허연조구중(上巨虛連條口中)
하거허도상풍륭(下巨虛跳上豊隆)
해계충양함곡차(解谿衝陽陷谷次)
내정여태위경종(內庭厲兌胃經終)

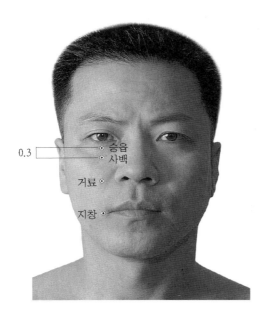

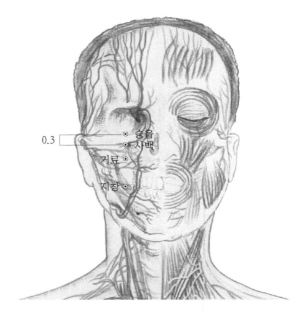

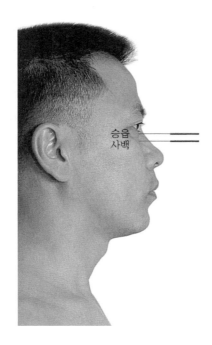

1) 승읍(承泣) ST-01

[취 혈 법] 동공(瞳孔) 중심(中心) 직하(直下) 하안와상연(下眼窩上緣)에 취한다.
[자 침 법] 直刺 0.1~0.2寸, 禁灸

2) 사백(四白) ST-02

[취 혈 법] 동공(瞳孔) 중심(中心) 직하(直下) 1촌의 안와하공(眼窩下孔)에 취한다.
[자 침 법] 直刺 0.2~0.3寸, 禁灸

3) 거료(巨髎) ST-03

[취 혈 법] 동공(瞳孔) 중심(中心) 직하(直下)로 동공 수직선과 비익하단(鼻翼下端)
수평선이 교차(交叉)하는 곳에 취한다.
[자 침 법] 直刺 0.2~0.3寸, 禁灸

4) 지창(地倉) ST-04

[취 혈 법] 입을 다문 자세에서 구각(口角) 외방 0.4촌으로 동공(瞳孔) 수직선(垂直線)과
교차(交叉)하는 곳에 취한다.
[자 침 법] 直刺 0.2~0.3寸, 禁灸

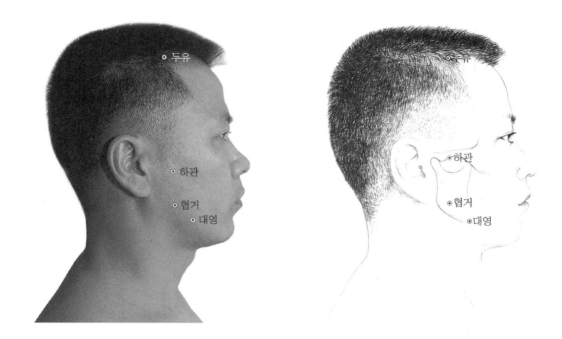

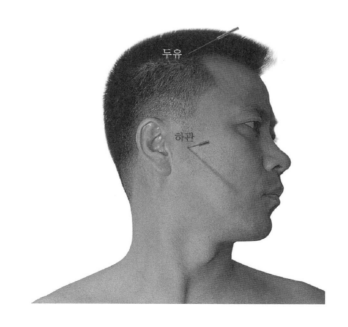

5) 대영(大迎) ST-05

[취 혈 법] 하악각(下顎角) 앞 1.3촌의 교근(咬筋) 부착부 전방 함중(陷中)에 취한다.
[자 침 법] 直刺 0.2~0.3寸, 禁灸

6) 협거(頰車) ST-06

[취 혈 법] 하악각(下顎角)에서 이등분선(二等分線) 전상방(前上方)의 함요처(陷凹處)로 이를 악물면 불룩해지고 놓으면 오목해지는 곳에 취한다.
[자 침 법] 直刺 0.2~0.3寸, 禁灸

7) 하관(下關) ST-07

[취 혈 법] 상관(上關) 직하로 협골궁(頰骨弓) 중점(中點)의 하연(下緣)에 취한다.
[자 침 법] 直刺 0.5~1寸, 禁灸

8) 두유(頭維) ST-08

[취 혈 법] 액발각(額髮角) 직상 0.5寸의 함요처(陷凹處)로 신정(神庭) 외방 4.5촌에 취한다.
[자 침 법] 直刺 0.1~0.3寸, 혹은 횡자(橫刺) 1.5寸, 灸

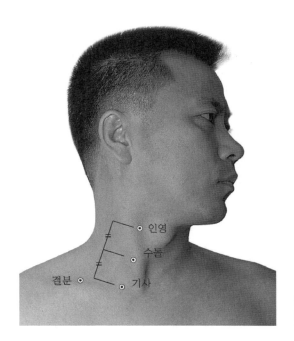

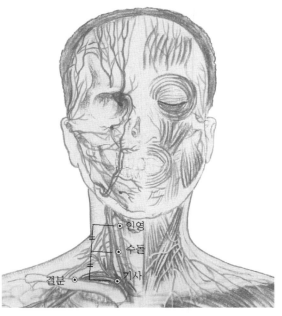

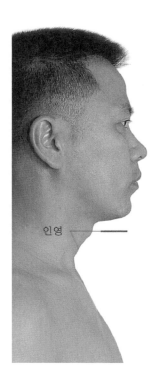

9) 인영(人迎) ST-09

[취 혈 법] 후두융기(喉頭隆起) 외방(外方) 1.5寸, 흉쇄유돌근(胸鎖乳突筋) 전연(前緣)의
맥이 뛰는 곳에 취한다.

[자 침 법] 경동맥을 피해서 直刺 0.2~0.4寸, 禁灸

10) 수돌(水突) ST-10

[취 혈 법] 후두융기(喉頭隆起) 외방(外方) 흉쇄유돌근(胸鎖乳突筋) 전연(前緣)으로
인영(人迎)과 기사(氣舍)의 중간에 취한다.

[자 침 법] 直刺 0.2~0.4寸, 灸

11) 기사(氣舍) ST-11

[취 혈 법] 인영(人迎) 수직선(垂直線)과 천돌(天突) 수평선이 교차하는 곳으로 쇄골(鎖骨)
내단(內端) 상연(上緣)의 함중(陷中)에 취한다.

[자 침 법] 直刺 0.1~0.3寸, 灸

12) 결분(缺盆) ST-12

[취 혈 법] 전정중선 외방(外方) 4촌으로 천돌(天突)과 견봉외단(肩峰外端)을 이은 선의
중간, 쇄골(鎖骨) 상연(上緣) 함중(陷中)에 취한다.

[자 침 법] 直刺 0.1~0.3寸, 灸

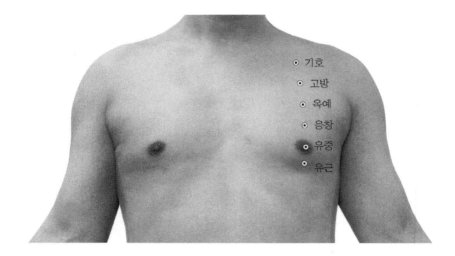

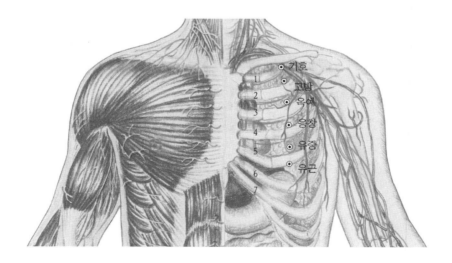

13) 기호(氣戶) ST-13

[취 혈 법] 선기(璇璣)와 견봉외단(肩峰外端)을 이은 선의 중간으로 결분(缺盆) 직하
쇄골하연(鎖骨下緣)에 취한다.
[자 침 법] 直刺 0.2~0.4寸, 灸

14) 고방(庫房) ST-14

[취 혈 법] 전정중선(前正中線)과 제1 늑간(肋間)의 교차점(交叉點)인 화개(華蓋) 외방
(外方) 4촌에 취한다.
[자 침 법] 直刺 0.2~0.4寸, 灸

15) 옥예(屋翳) ST-15

[취 혈 법] 전정중선(前正中線)과 제2 늑간(肋間)의 교차점(交叉點)인 자궁(紫宮) 외방
(外方) 4촌에 취한다.
[자 침 법] 直刺 0.2~0.4寸, 灸

16) 응창(膺窓) ST-16

[취 혈 법] 전정중선(前正中線)과 제3 늑간(肋間)의 교차점(交叉點)인 옥당(玉堂) 외방
(外方) 4촌에 취한다
[자 침 법] 直刺 0.2~0.4寸, 灸

17) 유중(乳中) ST-17

[취 혈 법] 제4 늑간(肋間)으로 전중(膻中) 외방(外方) 4촌의 유두(乳頭) 중앙에 취한다.
[자 침 법] 禁鍼, 禁灸

18) 유근(乳根) ST-18

[취 혈 법] 흉골체(胸骨體)와 검상돌기(劍狀突起)의 접합부(接合部)인 중정(中庭) 외방
(外方) 4촌에 취한다.
[자 침 법] 直刺 0.2~0.3寸, 灸

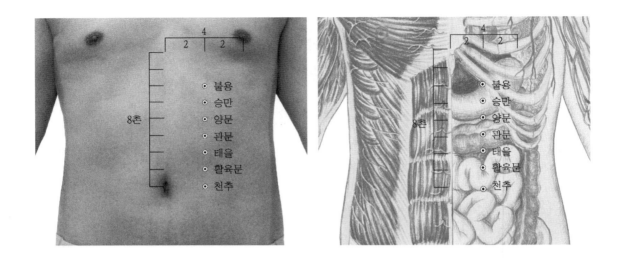

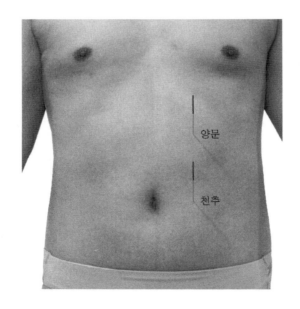

19) 불용(不容) ST-19

[취 혈 법]   제상(臍上) 6촌의 거궐(巨闕) 외방(外方) 2촌에 취한다.
[자 침 법]   直刺 0.3~0.5寸, 灸

20) 승만(承滿) ST-20

[취 혈 법] 제상(臍上) 5촌의 상완(上脘) 외방(外方) 2촌에 취한다.
[자 침 법] 直刺 0.5~0.8寸, 灸

21) 양문(梁門) ST-21

[취 혈 법] 제상(臍上) 4촌의 중완(中脘) 외방(外方) 2촌에 취한다.
[자 침 법] 直刺 0.5~0.8寸, 灸

22) 관문(關門) ST-22

[취 혈 법] 제상(臍上) 3촌의 건리(建里) 외방(外方) 2촌에 취한다.
[자 침 법] 直刺 0.5~0.8寸, 灸

23) 태을(太乙) ST-23

[취 혈 법] 제상(臍上) 2촌의 하완(下脘) 외방(外方) 2촌에 취한다.
[자 침 법] 直刺 0.5~0.8寸, 灸

24) 활육문(滑肉門) ST-24

[취 혈 법] 제상(臍上) 1촌의 수분(水分) 외방(外方) 2촌에 취한다.
[자 침 법] 直刺 0.5~0.8寸, 灸

25) 천추(天樞) ST-25 대장경(大腸經)의 모혈(募穴)

[취 혈 법] 제중(臍中) 외방(外方) 2촌에 취한다.
[자 침 법] 直刺 0.5~0.8寸, 灸

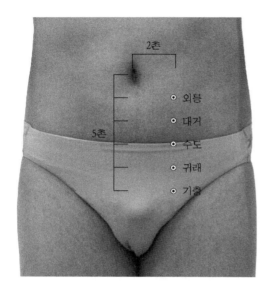
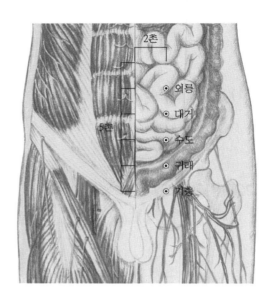

26) 외릉(外陵) ST-26

[취 혈 법] 제하(臍下) 1촌의 음교(陰交)
　　　　　외방(外方) 2촌에 취한다.

[자 침 법] 直刺 0.5~0.8寸, 灸

27) 대거(大巨) ST-27

[취 혈 법] 제하(臍下) 2촌의 석문(石門)
　　　　　외방(外方) 2촌에 취한다.

[자 침 법] 直刺 0.5~0.8寸, 灸

28) 수도(水道) ST-28

[취 혈 법] 제하(臍下) 3촌의 관원(關元)
　　　　　외방(外方) 2촌에 취한다.

[자 침 법] 直刺 0.5~0.8寸, 灸

29) 귀래(歸來) ST-29

[취 혈 법] 제하(臍下) 4촌의 중극(中極)
　　　　　외방(外方) 2촌에 취한다.

[자 침 법] 直刺 0.5~0.8寸, 灸

30) 기충(氣衝) ST-30

[취 혈 법] 곡골(曲骨) 외방(外方) 2촌
　　　　　으로 동맥(動脈) 박동 부위
　　　　　에 취한다.

[자 침 법] 直刺 0.5~0.8寸, 灸

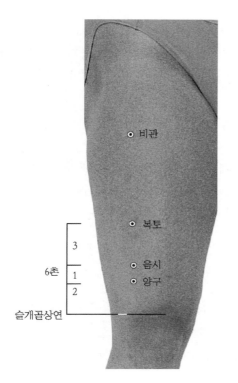

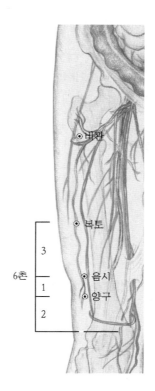

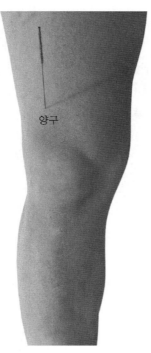

31) 비관(髀關) ST-31

[취 혈 법] 치골하연(恥骨下緣)의 회음(會陰) 수평선(水平線)과 상전장골극(上前腸骨棘) 외연(外緣) 수직선(垂直線)의 교차점(交叉點) 함중(陷中)에 취한다.

[자 침 법] 直刺 0.5~0.8寸, 灸

32) 복토(伏兎) ST-32

[취 혈 법] 슬개골(膝蓋骨) 외측상연(外側上緣) 상방 6촌으로, 비관(髀關) 수직선(垂直線)과 치골상연(恥骨上緣) 수평선(水平線)의 교차점 (交叉點)으로부터 슬중을 이은 선상(線上)에서 외측(外側) 슬중(膝中) 상 7촌에 취한다.

[자 침 법] 直刺 0.3~0.5寸, 灸

33) 음시(陰市) ST-33

[취 혈 법] 슬개골(膝蓋骨) 외측상연(外側上緣) 상방 3촌으로, 비관(髀關) 수직선(垂直線)과 치골상연(恥骨上緣) 수평선(水平線)의 교차점(交叉點)으로부터 슬중을 이은 선상(線上)에서 외측(外側) 슬중(膝中) 상 4촌에 취한다.

[자 침 법] 直刺 0.3~0.5寸, 灸

34) 양구(梁丘) ST-34 극혈(郄穴)

[취 혈 법] 슬개골(膝蓋骨) 외측상연(外側上緣) 상방 2촌으로, 비관(髀關) 수직선(垂直線)과 치골상연(恥骨上緣) 수평선(水平線)의 교차점(交叉點)으로부터 슬중을 이은 선상(線上)에서 외측(外側) 슬중(膝中) 상 3촌에 취한다.

[자 침 법] 直刺 0.3~0.5寸, 灸

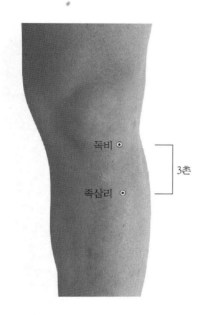

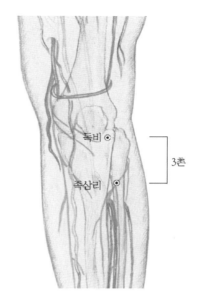

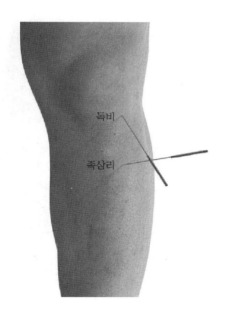

35) 독비(犢鼻) ST-35

[취 혈 법] 슬중(膝中) 수평선상의 슬개골
(膝蓋骨) 외하방(外下方)으로
슬개인대(膝蓋靭帶) 외측(外側)
의 함중(陷中)에 취한다.

※ 犢鼻는 부위 형태의 오목한 것이 마치
송아지 콧구멍과 비슷하다 하여 독비
라 하였다.

[자 침 법] 直刺 0.5~0.8寸, 灸

36) 족삼리(足三里) ST-36 합토혈(合土穴)
위(胃)의 하합혈(下合穴) 사총혈(四總穴) – 두복(肚腹)

[취 혈 법] 슬중(膝中)과 외과첨(外踝尖)
수평선 상의 해계(解谿)를 이
은 선에서 독비 하 3촌의
경골릉 후방 1촌에 취한다.

[자 침 법] 直刺 0.5~0.8寸, 灸

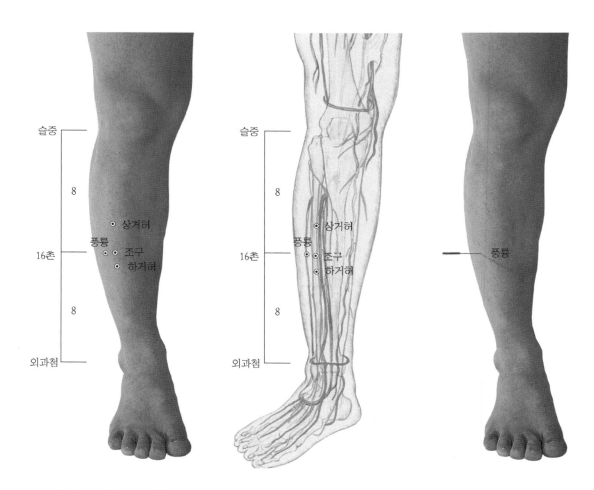

37) 상거허(上巨虛) ST-37 대장(大腸)의 하합혈(下合穴)

[취 혈 법] 슬중(膝中)과 외과첨(外踝尖) 수평선상의 해계(解谿)를 이은 선에서 독비 하
6촌의 경골릉(脛骨稜) 후방 1촌에 취한다.

[자 침 법] 直刺 0.5~0.8寸, 灸

38) 조구(條口) ST-38

[취 혈 법] 슬중(膝中)과 외과첨(外踝尖) 수평선상의 해계(解谿)를 이은 선에서 독비 하
8촌의 경골릉(脛骨稜) 후방 1촌에 취한다.

[자 침 법] 直刺 0.3~0.5寸, 灸

39) 하거허(下巨虛) ST-39 소장(小腸)의 하합혈(下合穴)

[취 혈 법]   슬중(膝中)과 외과첨(外踝尖) 수평선상의 해계(解谿)를 이은 선에서 독비 하
9촌의 경골릉(脛骨稜) 후방 1촌에 취한다.

[자 침 법]   直刺 0.3~0.5寸, 灸

40) 풍륭(豊隆) ST-40 낙혈(絡穴)

[취 혈 법]   슬중(膝中)과 외과첨(外踝尖) 수평선상의 해계(解谿)를 이은 선에서 독비 하
8촌의 조구(條口) 후방 1촌에 취한다.

[자 침 법]   直刺 0.3~0.5寸, 灸

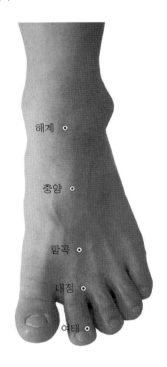 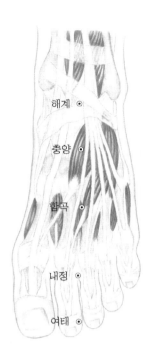

41) 해계(解谿) ST-41 경화혈(經火穴)

[취 혈 법] 족배횡문(足背橫紋) 중앙으로 장무지신근건(長拇趾伸筋腱)과 장지신근건(長趾
伸筋腱) 사이 함중(陷中)에 취한다.

[자 침 법] 直刺 0.3~0.5寸, 灸

42) 충양(衝陽) ST-42 원혈(原穴)

[취 혈 법] 족배부(足背部) 중간설상골(中間楔狀骨)과 제2지(趾) 족근중족관절(足根中足
關節)의 박동부위(搏動部位)에 취한다.

[자 침 법] 直刺 0.1~0.3寸, 灸

[주의사항] 동맥 박동 부위는 피한다.

43) 함곡(陷谷) ST-43 수목혈(輸木穴)

[취 혈 법] 제2·3지(趾) 중족골두(中足骨頭) 후함중(後陷中)에 취한다.
[자 침 법] 直刺 0.3~0.5寸, 灸

44) 내정(內庭) ST-44 형수혈(滎水穴)

[취 혈 법] 제2·3 지(趾) 기절골저(基節骨底) 전함중(前陷中)으로, 제2·3 지(趾)
접합부(接合部)의 적백육제(赤白肉際)에 취한다.
[자 침 법] 直刺 0.1~0.3寸, 灸

45) 여태(厲兌) ST-45 정금혈(井金穴)

[취 혈 법] 제2지(趾) 외측(外側) 조갑근각(爪甲根角) 옆 0.1촌에 취한다.
[자 침 법] 直刺 0.1寸, 灸

족양명위경 소속경혈의 취혈자침

경 혈		취 혈	자 침	주 치
ST-01	승읍(承泣)	동공(瞳孔) 중심(中心) 직하(直下) 하안와상연(下眼窩上緣)에 취한다.	直刺 0.1~0.2寸 禁灸	각막염(角膜炎) 맥립종(麥粒腫) 근시(近視) 야맹증(夜盲症) 누액과다증(淚液過多症) 누액결핍증(淚液缺乏症)
ST-02	사백(四白)	동공(瞳孔) 중심(中心) 직하(直下) 1촌의 안와하공(眼窩下孔)에 취한다.	直刺 0.2~0.3寸 禁灸	안신경통(眼神經痛) 각막염(角膜炎) 삼차신경통(三叉神經痛) 두통(頭痛) 축농증(蓄膿症) 현훈(眩暈) 안면신경마비(顔面神經麻痺) 백막예(白膜翳)
ST-03	거료(巨髎)	동공(瞳孔) 중심(中心) 직하(直下)로 동공 수직선과 비익하단(鼻翼下端) 수평선이 교차하는 곳에 취한다.	直刺 0.2~0.3寸 禁灸	축농증(蓄膿症) 치통(齒痛) 삼차신경통(三叉神經痛) 구안와사(口眼喎斜) 각막염(角膜炎) 모든 눈병
ST-04	지창(地倉)	입을 다문 자세에서 구각(口角) 외방 0.4촌으로 동공 수직선과 교차하는 곳에 취한다.	直刺 0.2~0.3寸 禁灸	구내염(口內炎) 삼차신경통(三叉神經痛) 구안와사(口眼喎斜)
ST-05	대영(大迎)	하악각 앞 1.3촌의 교근(咬筋) 부착부 전방 함중(陷中)에 취한다.	直刺 0.2~0.3寸 禁灸	삼차신경통(三叉神經痛) 구안와사(口眼喎斜) 이하선염(耳下腺炎-볼거리) 치통(齒痛)
ST-06	협거(頰車)	하악각에서 이등분선(二等分線) 전상방(前上方)의 함요처(陷凹處)로 이를 악물면 불룩해지고 놓으면 오목해지는 곳에 취한다.	直刺 0.2~0.3寸, 禁灸	치통(齒痛) 안면신경마비(顔面神經麻痺) 편도선염(扁桃腺炎) 삼차신경통(三叉神經痛) 이하선염(耳下腺炎) 구안와사(口眼喎斜)
ST-07	하관(下關)	상관(上關) 직하로 협골궁(頰骨弓) 중점(中點) 하연(下緣)에 취한다.	直刺 0.5~1寸, 禁灸	치통(齒痛) 구안와사(口眼喎斜) 삼차신경통(三叉神經痛) 이롱(耳聾) 아관긴폐(牙關緊閉) 하악탈구(下顎脫臼) 코골이 계치증(齘齒症)
ST-08	두유(頭維)	액발각 직상(直上) 0.5촌의 오목한 곳으로 신정(神庭) 외방(外方) 4.5촌에 취한다.	直刺 0.1~0.3寸 혹은 횡자 1.5寸, 灸	편두통(偏頭痛) 전액신경통(前額神經痛) 목통(目痛) 안면신경마비(顔面神經麻痺) 현훈(眩暈)
두면부 : 얼굴, 머리, 눈, 코, 입, 치아질환				
ST-09	인영(人迎)	후두융기 외방 1.5촌 흉쇄유돌근 전연(前緣), 맥이 뛰는 곳에 취한다.	경동맥을 피해 直刺 0.2~0.4寸 禁灸	급만성후두염(急慢性喉頭炎) 편도선염(扁桃腺炎) 인후종통(咽喉腫痛) 바세도우씨병 갑상선(甲狀腺)기능이상 이하선염(耳下腺炎) 고혈압(高血壓)
ST-10	수돌(水突)	후두융기 외방 흉쇄유돌근 전연으로 인영(人迎)과 기사(氣舍)의 중간에 취한다.	直刺 0.2~0.4寸, 灸	천식(喘息) 백일해(百日咳) 인후염(咽喉炎) 기관지염(氣管支炎) 편도선염(扁桃腺炎) 갑상선장애(甲狀腺障碍)

경 혈		취 혈	자 침	주 치
ST-11	기사(氣舍)	인영(人迎) 수직선(垂直線)과 천돌(天突) 수평선이 만나는 곳으로 쇄골(鎖骨) 내단(內端) 상연(上緣)의 함중(陷中)에 취한다.	直刺 0.1~0.3寸, 灸	해수(咳嗽) 사성(嗄聲) 인후염(咽喉炎) 편도선염(扁桃腺炎) 기관지염(氣管支炎) 나력(瘰癧)
ST-12	결분(缺盆)	전정중선 외방(外方) 4촌으로 천돌(天突)과 견봉외단을 이은 선의 중간, 쇄골상연 함중(陷中)에 취한다.	直刺 0.1~0.3寸, 灸	해수(咳嗽) 호흡곤란(呼吸困難) 편도선염(扁桃腺炎) 불면증(不眠症) 천식(喘息) 인후종통(咽喉腫痛)
ST-13	기호(氣戶)	선기(璇璣)와 견봉외단(肩峰外端)을 이은 선의 중간으로 결분(缺盆) 직하 쇄골하연에 취한다.	直刺 0.2~0.4寸, 灸	호흡곤란(呼吸困難) 해수(咳嗽) 늑막염(肋膜炎) 백일해(百日咳) 만성기관지염(慢性氣管支炎) 횡격막경련(橫膈膜痙攣) 흉통(胸痛) 견갑통(肩胛痛)
ST-14	고방(庫房)	전정중선과 제1 늑간의 교차점(交叉點)인 화개(華蓋) 외방(外方) 4촌에 취한다.	直刺 0.2~0.4寸, 灸	폐충혈(肺充血) 기관지염(氣管支炎) 늑막염(肋膜炎) 호흡곤란(乎吸困難) 흉통(胸痛) 위통(胃痛) 해수(咳嗽)
ST-15	옥예(屋翳)	전정중선과 제2 늑간의 교차점(交叉點)인 자궁(紫宮) 외방(外方) 4촌에 취한다.	直刺 0.2~0.4寸, 灸	해수(咳嗽) 늑간신경통(肋間神經痛) 늑막염(肋膜炎) 각혈(咯血) 유방종창(乳房腫脹)
ST-16	응창(膺窓)	전정중선과 제3 늑간의 교차점(交叉點)인 옥당(玉堂) 외방(外方) 4촌에 취한다.	直刺 0.2~0.4寸, 灸	폐충혈(肺充血) 늑막염(肋膜炎) 유종(乳腫) 유선염(乳腺炎) 늑간신경통(肋間神經痛) 흉협창통(胸脇脹痛) 장뇌명(腸雷鳴)
ST-17	유중(乳中)	제4 늑간으로 전중(膻中) 외방(外方) 4촌의 유두 중앙에 취한다.	禁鍼, 禁灸	유방염(乳房炎) 유옹(乳癰)
ST-18	유근(乳根)	흉골체와 검상돌기의 접합부인 중정(中庭) 외방(外方) 4촌에 취한다.	直刺 0.2~0.3寸 灸	유선염(乳腺炎) 유즙분비장애(乳汁分泌障碍) 유암(乳癌)-유근(乳根) 거리로 상하좌우에 뜸

경흉부(頸胸部) : 인후 · 가슴 · 폐질환

경 혈		취 혈	자 침	주 치
ST-19	불용(不容)	제상(臍上) 6촌의 거궐(巨闕) 외방(外方) 2촌에 취한다.	直刺 0.3~0.5寸, 灸	위염(胃炎) 구토(嘔吐) 복부팽만(腹部膨滿) 식욕부진(食慾不振) 늑간신경통(肋間神經痛) 위확장(胃擴張) 횡격막경련(橫膈膜痙攣)
ST-20	승만(承滿)	제상(臍上) 5촌의 상완(上脘) 외방(外方) 2촌에 취한다.	直刺 0.5~0.8寸, 灸	급만성위염(急慢性胃炎) 식욕부진(食慾不振) 황달(黃疸) 복직근강직(腹直筋强直) 복막염(腹膜炎) 해수(咳嗽) 장명(腸鳴) 복부팽만(腹部膨滿)
ST-21	양문(梁門)	제상(臍上) 4촌의 중완(中脘) 외방(外方) 2촌에 취한다.	直刺 0.5~0.8寸, 灸	위제질환(胃諸疾患) 간담질환(肝膽疾患)

경 혈		취 혈	자 침	주 치
ST-22	관문(關門)	제상(臍上) 3촌의 건리(建里) 외방(外方) 2촌에 취한다.	直刺 0.5~0.8寸, 灸	급만성위염(急慢性胃炎) 장질환(腸疾患) 소화불량(消化不良) 식욕부진(食慾不振) 변비(便祕) 복통(腹痛) 장명(腸鳴) 설사(泄瀉)
ST-23	태을(太乙)	제상(臍上) 2촌의 하완(下脘) 외방(外方) 2촌에 취한다.	直刺 0.5~0.8寸, 灸	급만성위염(急慢性胃炎) 위경련(胃痙攣) 소화불량(消化不良) 식욕부진(食慾不振) 장산통(腸疝痛) 각기(脚氣) 전광(癲狂) 심하번만(心下煩滿)
ST-24	활육문(滑肉門)	제상(臍上) 1촌의 수분(水分) 외방(外方) 2촌에 취한다.	直刺 0.5~0.8寸, 灸	정신병(精神病) 위통(胃痛) 구토(嘔吐) 위출혈(胃出血) 장산통(腸疝痛) 특히 영양실조에 특효혈
ST-25	천추(天樞)	제중(臍中) 외방(外方) 2촌에 취한다.	直刺 0.5~0.8寸, 灸	급만성위염(急慢性胃炎) 신장염(腎臟炎) 급만성장염(急慢性腸炎) 백대하(白帶下) 자궁내막염(子宮內膜炎) 월경불순(月經不順) 변비(便祕) 부종(浮腫) 설사(泄瀉) 요통(腰痛)

상복부(上腹部) : 위장질환, 정신질환

경 혈		취 혈	자 침	주 치
ST-26	외릉(外陵)	제하(臍下) 1촌의 음교(陰交) 외방(外方) 2촌에 취한다.	直刺 0.5~0.8寸, 灸	월경곤란(月經困難) 소변불리(小便不利) 난소염(卵巢炎) 복통(腹痛) 장경련(腸痙攣) 산기(疝氣) 제주위통(臍周圍痛) 충수염(蟲垂炎)
ST-27	대거(大巨)	제하(臍下) 2촌의 석문(石門) 외방(外方) 2촌에 취한다.	直刺 0.5~0.8寸, 灸	월경곤란(月經困難) 유정(遺精) 변비(便祕) 조루(早漏) 탈장(脫腸) 요통(腰痛)
ST-28	수도(水道)	제하(臍下) 3촌의 관원(關元) 외방(外方) 2촌에 취한다.	直刺 0.5~0.8寸, 灸	신염(腎炎) 부종(浮腫) 요폐(尿閉) 변비(便祕) 방광염(膀胱炎) 고환염(睾丸炎) 탈장(脫腸) 월경곤란(月經困難) 정계염(精系炎) 자궁염(子宮炎) 불임증(不姙症)
ST-29	귀래(歸來)	제하(臍下) 4촌의 중극(中極) 외방(外方) 2촌에 취한다.	直刺 0.5~0.8寸, 灸	월경곤란(月經困難) 자궁내막염(子宮內膜炎) 무월경(無月經) 대하(帶下) 음위증(陰萎症) 고환염(睾丸炎) 불임증(不姙症) 남녀생식기질환(男女生殖器疾患)
ST-30	기충(氣衝)	곡골(曲骨) 외방(外方) 2촌으로 동맥(動脈) 박동 부위에 취한다.	直刺 0.5~0.8寸, 灸	남녀생식기질환(男女生殖器疾患) 대하(帶下) 월경부조(月經不調) 복통(腹痛) 음위(陰萎) 산기(疝氣)

하복부 : 전음병(前陰病), 부인과 질환

경 혈		취 혈	자 침	주 치
ST-31	비관(髀關)	치골하연(恥骨下緣)의 회음(會陰) 수평선(水平線)과 상전장골극(上前腸骨棘) 외연(外緣) 수직선(垂直線)의 교차점(交叉點) 함중(陷中)에 취한다.	直刺 0.5~0.8寸, 灸	고관절염(股關節炎) 요신경통(腰神經痛) 소아마비(小兒痲痺) 하지위비(下肢痿痺) 서혜임파선염(鼠蹊淋巴腺炎)

경 혈		취 혈	자 침	주 치
ST-32	복토(伏兎)	슬개골 외측상연 상방 6촌으로, 비관 수직선과 치골 상연 수평선의 교차점 으로부터 슬중을 이은 선상에서 외측 슬중 상 7촌에 취한다.	直刺 0.3~0.5寸, 灸	슬개부궐냉증(膝蓋部厥冷症) 각통(脚痛) 하지위비(下肢痿痺) 자궁질환(子宮疾患) 정맥류(靜脈瘤)
ST-33	음시(陰市)	슬개골 외측상연 상방 3촌으로, 비관 수직선과 치골 상연 수평선의 교차점 으로부터 슬중을 이은 선상에서 외측 슬중 상 4촌에 취한다.	直刺 0.3~0.5寸, 灸	허리, 다리, 슬냉각증(膝冷覺症) 복수(腹水) 월경곤란(月經困難) 하지위비(下肢痿痺) 하지신경통(下肢神經痛) 당뇨병(糖尿病)
ST-34	양구(梁丘)	슬개골(膝蓋骨) 외측상연(外側上緣) 상방 2촌으로, 비관(髀關) 수직선(垂 直線)과 치골상연(恥骨上緣) 수평선 (水平線)의 교차점(交叉點) 으로부터 슬중을 이은 선상(線上)에서 외측(外 側) 슬중(膝中) 상 3촌에 취한다.	直刺 0.3~0.5寸, 灸	슬관절염(膝關節炎) 위산과다(胃酸過多) 위경련(胃痙攣) 지사(止瀉) 설사(泄瀉)에 특효
ST-35	독비(犢鼻)	슬중(膝中) 수평선상의 슬개골(膝蓋 骨) 외하방(外下方)으로 슬개인대(膝 蓋靭帶) 외측(外側)의 함중(陷中)에 취한다.	直刺 0.5~0.8寸, 灸	슬관절(膝關節) 류머티즘, 신경통(神經痛) 각기(脚氣) 통풍(痛風) 슬통마목(膝痛痲木)
무릎이상 : 하지 국부질환				
ST-36	족삼리 (足三里)	슬중(膝中)과 외과첨(外踝尖) 수평선 상의 해계(解谿) 를 이은 선에서 독비 하 3촌의 경골릉 후방 1촌에 취한다.	直刺 0.5~0.8寸, 灸	역상(逆上) 변비(便秘) 사지권태(四肢倦怠) 반신불수(半身不遂) 소화불량(消化不良) 위경련(胃痙攣) 안질(眼疾) 빈혈(貧血) 고혈압(高血壓) 신경통(神經痛) 강장(强壯)
ST-37	상거허 (上巨虛)	슬중(膝中)과 외과첨(外踝尖) 수평선 상의 해계(解谿)를 이은 선에서 독비 하 6촌의 경골릉(脛骨稜) 후방 1촌에 취한다.	直刺 0.5~0.8寸, 灸	급만성위염(急慢性胃炎) 위산과다(胃酸過多) 급만성장염(急慢性腸炎) 하각통(下脚痛) 및 마비(痲痺)
ST-38	조구(條口)	슬중(膝中)과 외과첨(外踝尖) 수평선 상의 해계(解谿)를 이은 선에서 독비 하 8촌의 경골릉(脛骨稜) 후방 1촌에 취한다.	直刺 0.3~0.5寸, 灸	고혈압(高血壓) 하지신경마비(下肢神經麻痺) 반신불수(半身不遂) 각기(脚氣) 위염(胃炎) 장염(腸炎)
ST-39	하거허 (下巨虛)	슬중(膝中)과 외과첨(外踝尖) 수평선 상의 해계(解谿)를 이은 선에서 독비 하 9촌의 경골릉(脛骨稜) 후방 1촌에 취한다.	直刺 0.3~0.5寸, 灸	급만성장염(急慢性腸炎) 하복통(下腹痛) 하지마비(下肢麻痺) 관절염(關節炎) 각기(脚氣)

경 혈		취 혈	자 침	주 치
ST-40	풍륭(豊隆)	슬중(膝中)과 외과첨(外踝尖) 수평선 상의 해계(解谿)를 이은 선에서 독비하 8촌의 조구(條口) 후방 1촌에 취한다.	直刺 0.3~0.5寸, 灸	두통(頭痛) 만성기관지염(慢性氣管支炎) 뇌충혈(腦充血) 담다(痰多) 인통(咽痛) 변비(便秘) 하지통(下肢痛)
소퇴부(小腿部) : 위장질환, 정신질환				
ST-41	해계(解谿)	족배횡문(足背橫紋) 중앙으로 장무지신근건(長拇趾伸筋腱)과 장지신근건(長趾伸筋腱) 사이 함중(陷中)에 취한다.	直刺 0.3~0.5寸, 灸	족관절염(足關節炎) 두중(頭重) 두통(頭痛) 안면부종(顏面浮腫) 안구충혈(眼球充血) 치통(齒痛) 현훈(眩暈)
ST-42	충양(衝陽)	족배부(足背部) 중간설상골(中間楔狀骨)과 제2 지(趾) 족근중족관절(足根中足關節)의 박동부위(搏動部位)에 취한다.	直刺 0.1~0.3寸, 灸, 동맥 박동 부위는 피한다	하지신경통(下肢神經痛) 족관절염(足關節炎) 구안와사(口眼喎斜) 두통(頭痛) 위염(胃炎) 치통(齒痛)
ST-43	함곡(陷谷)	제2·3지(趾) 중족골두(中足骨頭) 후함중(後陷中)에 취한다.	直刺 0.3~0.5寸, 灸	소화불량(消化不良) 면목부종(面目浮腫) 위궤양(胃潰瘍) 복통(腹痛) 장산통(腸疝痛) 장뇌명(腸雷鳴) 발열(發熱) 치통(齒痛) 안구충혈(眼球充血)
ST-44	내정(內庭)	제2·3 지(趾) 기절골저(基節骨底) 전함중(前陷中)으로, 제2·3 지(趾) 접합부(接合部)의 적백육제(赤白肉際)에 취한다.	直刺 0.1~0.3寸, 灸	치통(齒痛) 뉵혈(衄血) 안면부종(顏面浮腫) 급만성위장염(急慢性胃腸炎) 전두통(前頭痛)
ST-45	여태(厲兌)	제2지(趾) 외측(外側) 조갑근각(爪甲根角) 옆 0.1촌에 취한다.	直刺 0.1寸, 灸	간장염(肝臟炎) 복수(腹水) 뇌빈혈(腦貧血) 전광증(癲狂症) 치통(齒痛) 수종병(水腫病) 급만성위염(急慢性胃炎) 구와(口喎)
족부(足部) : 두면·이·목·구·비·인후·위장질환, 정신질환, 열병				

주요혈		오수혈	
원혈(原穴)	충양(衝陽)	정금혈(井金穴)	여태(厲兌)
낙혈(絡穴)	풍륭(豊隆)	형수혈(滎水穴)	내정(內庭)
극혈(郄穴)	양구(梁丘)	수목혈(輸木穴)	함곡(陷谷)
모혈(募穴)	중완(中脘)	경화혈(經火穴)	해계(解谿)
배유혈(背俞穴)	위유(胃俞)	합토혈(合土穴)	족삼리(足三里)
하합혈(下合穴)	족삼리(足三里)		

6　족태음비경(足太陰脾經, SP : Spleen Meridian of Foot-Taiyin)

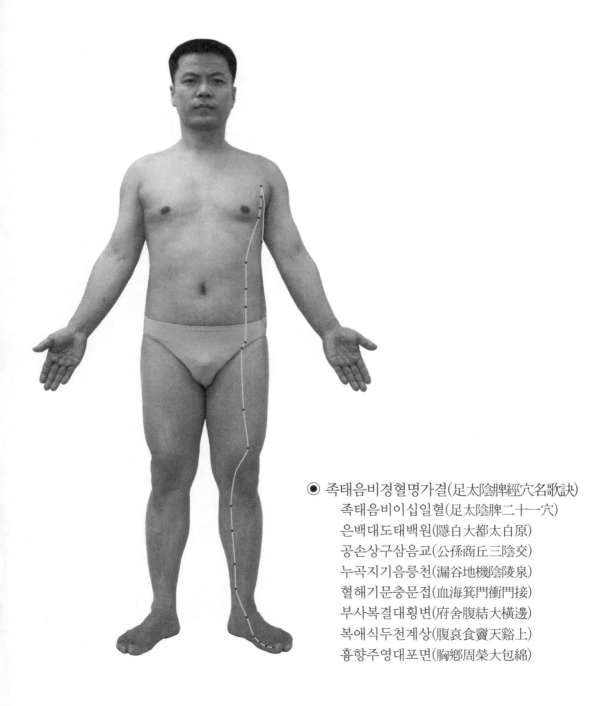

◉ 족태음비경혈명가결(足太陰脾經穴名歌訣)
　족태음비이십일혈(足太陰脾二十一穴)
　은백대도태백원(隱白大都太白原)
　공손상구삼음교(公孫商丘三陰交)
　누곡지기음릉천(漏谷地機陰陵泉)
　혈해기문충문접(血海箕門衝門接)
　부사복결대횡변(府舍腹結大橫邊)
　복애식두천계상(腹哀食竇天谿上)
　흉향주영대포면(胸鄕周榮大包綿)

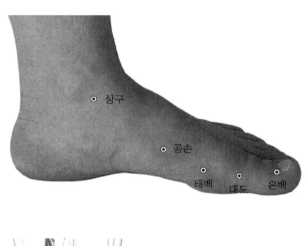

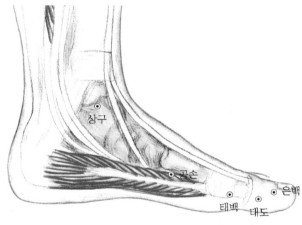

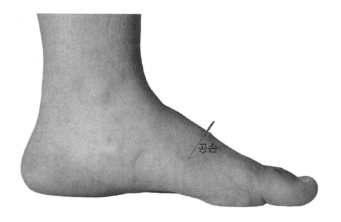

1) 은백(隱白) SP-01 `정목혈(井木穴)`

[취 혈 법] 무지(拇趾) 내측(內側) 조갑근각(爪甲根角) 옆 0.1촌에 취한다.

[자 침 법] 直刺 0.1寸, 혹 삼릉침(三稜鍼) 點刺出血, 灸

2) 대도(大都) SP-02 `형화혈(滎火穴)`

[취 혈 법] 무지(拇趾) 내측(內側) 기절골저(基節骨底) 전함중(前陷中) 적백육제(赤白肉際)에 취한다.

[자 침 법] 直刺 0.1~0.3寸, 灸

3) 태백(太白) SP-03 `수토혈(輸土穴)` `원혈(原穴)`

[취 혈 법] 무지(拇趾) 내측(內側) 중족골두(中足骨頭) 후함중(後陷中) 적백육제(赤白肉際)에 취한다.

[자 침 법] 直刺 0.1~0.3寸, 灸

4) 공손(公孫) SP-04 `낙혈(絡穴)` `팔맥교회혈(八脈交會穴)-충맥(衝脈)`

[취 혈 법] 무지(拇趾) 내측(內側) 중족골저(中足骨底) 전함중(前陷中) 적백육제(赤白肉際)에 취한다.

[자 침 법] 直刺 0.3~0.5寸, 灸

5) 상구(商丘) SP-05 `경금혈(經金穴)`

[취 혈 법] 족내측(足內側), 주상골조면(舟狀骨粗面)과 내과첨(內踝尖)을 이은 선의 중간 함요처(陷凹處)로 중봉(中封)의 뒤쪽 조해(照海)의 앞쪽에 취한다.

[자 침 법] 直刺 0.1~0.3寸, 灸

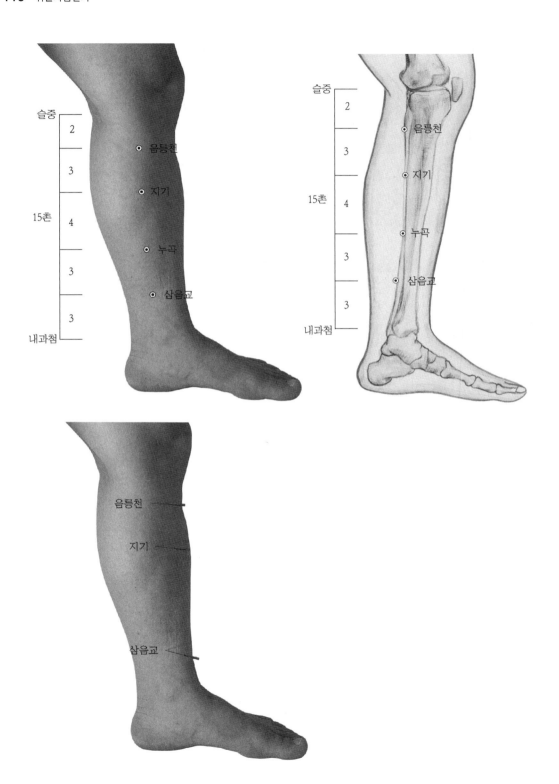

슬중
2
3
15촌
4
3
3
내과첨

음릉천
지기
누곡
삼음교

슬중
2
3
15촌
4
3
3
내과첨

음릉천
지기
누곡
삼음교

음릉천
지기
삼음교

6) 삼음교(三陰交) SP-06

[취 혈 법]   내과첨(內踝尖)과 내측슬중(內側膝中)을 이은 선에서 내과첨 상 3촌의
           경골내측(脛骨內側) 후연(後緣)에 취한다.

[자 침 법]   直刺 0.3~1寸 투(透) 현종(懸鐘), 灸

7) 누곡(漏谷) SP-07

[취 혈 법]   내과첨(內踝尖)과 내측슬중(內側膝中)을 이은 선에서 내과첨 상 6촌의
           경골내측(脛骨內側) 후연(後緣)에 취한다.

[자 침 법]   直刺 0.3~0.5寸, 灸

8) 지기(地機) SP-08 극혈(郄穴)

[취 혈 법]   내과첨(內踝尖)과 내측슬중(內側膝中)을 이은 선에서 슬중 하 5촌, 내과첨 상
           10촌의 경골내측(脛骨內側) 후연(後緣)에 취한다.

[자 침 법]   直刺 0.3~0.5寸, 灸

9) 음릉천(陰陵泉) SP-09 합수혈(合水穴)

[취 혈 법]   경골내측과(脛骨內側顆) 하후연(下後緣) 함요처(陷凹處)에 취한다.

[자 침 법]   直刺 0.3~0.5寸, 灸

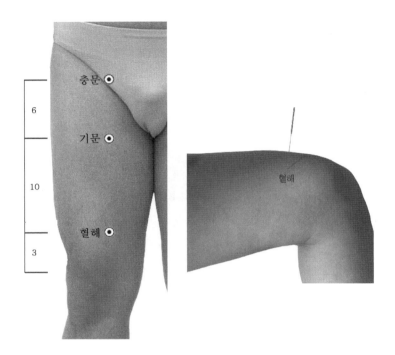

10) 혈해(血海) SP-10

[취 혈 법] 슬개골(膝蓋骨) 내측상연(內側上緣) 상방 2촌으로, 내측슬중(內側膝中)과 충문
(衝門)을 이은 선에서 슬중(膝中) 상 3촌에 취한다.

[자 침 법] 直刺 0.3~0.5寸, 灸

11) 기문(箕門) SP-11

[취 혈 법] 내측슬중(內側膝中)과 충문(衝門)을 이은 선에서 충문 하 6촌, 슬중 상 13촌에
취한다.

[자 침 법] 直刺 0.3~0.5寸, 灸

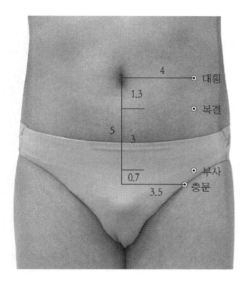
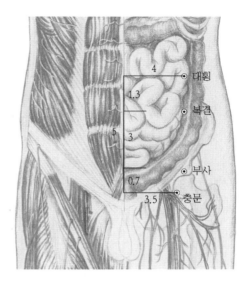

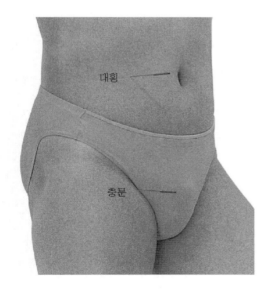

12) 충문(衝門) SP-12

[취 혈 법] 치골결합(恥骨結合) 상연(上緣)의 곡골(曲骨) 외방(外方) 3.5촌에 취한다.
[자 침 법] 直刺 0.5~0.7寸, 灸

13) 부사(府舍) SP-13

[취 혈 법] 치골결합(恥骨結合) 수평선과 서혜부(鼠蹊部)의 교차점 약간 위쪽으로
　　　　　　곡골(曲骨) 상 0.7촌에서 외방(外方)으로 4촌에 취한다.
[자 침 법] 直刺 0.5~0.7寸, 灸

14) 복결(腹結) SP-14

[취 혈 법] 부사(府舍) 상 3촌으로 제하(臍下) 1.3촌에서 외방(外方)으로 4촌에 취한다.
[자 침 법] 直刺 0.5~7寸, 灸

15) 대횡(大橫) SP-15

[취 혈 법] 제중(臍中) 외방(外方) 4촌에 취한다.
[자 침 법] 直刺 0.5~0.7寸, 灸

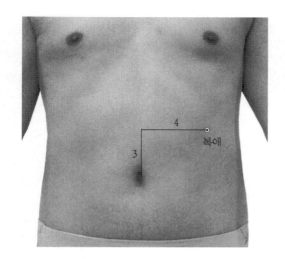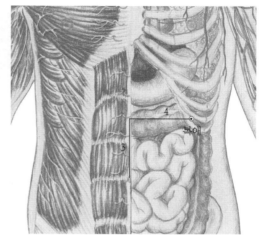

16) 복애(腹哀) SP-16

[취 혈 법] 제상(臍上) 3촌의 건리(建里) 외방(外傍) 4촌으로 대횡 위 3촌에 취한다.
[자 침 법] 直刺 0.5~0.8寸, 灸

17) 식두(食竇) SP-17

[취 혈 법] 흉골체(胸骨體)와 검상돌기(劍狀突起) 접합부(接合部)인 중정(中庭) 외방 6촌에
            취한다.
[자 침 법] 直刺 0.2~0.4寸, 灸

18) 천계(天谿) SP-18

[취 혈 법] 양(兩) 유두(乳頭)의 중간인 전중(膻中) 외방(外方) 6촌에 취한다.
[자 침 법] 直刺 0.2~0.4寸, 灸

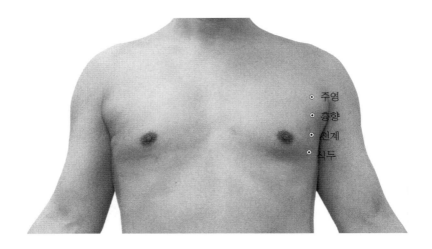

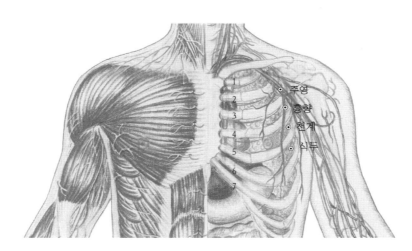

19) 흉향(胸鄕) SP-19

    [취 혈 법]   제3 늑간(肋間)의 옥당(玉堂) 외방(外方) 6촌에 취한다.

    [자 침 법]   直刺 0.2~0.4寸, 灸

20) 주영(周榮) SP-20

    [취 혈 법]   제2 늑간(肋間)의 자궁(紫宮) 외방(外方) 6촌에 취한다.

    [자 침 법]   直刺 0.2~0.4寸, 灸

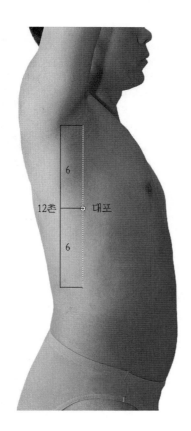 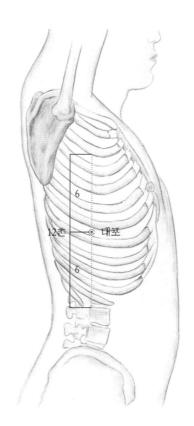

21) 대포(大包) SP-21 비(脾)의 대락(大絡)

[취 혈 법] 액중선(腋中線)과 제6 늑간(肋間)이 만나는 곳으로 연액(淵液) 아래 약 3촌에
취한다.

[자 침 법] 直刺 0.2~0.4寸, 灸

족태음비경 소속경혈의 취혈자침

경혈		취혈	자침	주치
SP-01	은백(隱白)	무지(拇趾) 내측(內側) 조갑근각(爪甲根角) 옆 0.1촌에 취한다.	直刺 0.1寸, 혹 삼릉침(三稜鍼) 點刺出血, 灸	소화불량(消化不良) 실신(失神) 정신병(精神病) 다몽(多夢) 자궁경련(子宮痙攣) 안충혈(眼充血) 맥립종(麥粒腫) 하지냉(下肢冷) 월경과다(月經過多)
SP-02	대도(大都)	무지(拇趾) 내측(內側) 기절골저(基節骨底) 전함중 적백육제(赤白肉際)에 취한다.	直刺 0.1~0.3寸, 灸	위경련(胃痙攣) 소화불량(消化不良) 불면(不眠) 상복통(上腹痛) 심내막염(心內膜炎) 전신권태(全身倦怠)
SP-03	태백(太白)	무지(拇趾) 내측(內側) 중족골두(中足骨頭) 후함중(後陷中) 적백육제(赤白肉際)에 취한다.	直刺 0.1~0.3寸, 灸	소화불량(消化不良) 위경련(胃痙攣) 장출혈(腸出血) 장산통(腸疝痛) 장뇌명(腸雷鳴) 변비(便秘) 당뇨(糖尿) 신부통(腎部痛) 하지신경통(下肢神經痛)
SP-04	공손(公孫)	무지(拇趾) 내측(內側) 중족골저(中足骨底) 전함중(前陷中) 적백육제(赤白肉際)에 취한다.	直刺 0.3~0.5寸, 灸	급만성위염(急慢性胃炎) 위경련(胃痙攣) 장출혈(腸出血) 설사(泄瀉) 구토(嘔吐) 안면부종(顔面浮腫) 심내막염(心內膜炎) 늑막염(肋膜炎) 식욕부진(食慾不振) 간장염(肝臟炎) 고창(鼓脹)
SP-05	상구(商丘)	족내측(足內側), 주상골조면(舟狀骨粗面)과 내과첨(內踝尖)을 이은 선의 중간 함요처(陷凹處)로 중봉(中封)의 뒤쪽 조해(照海)의 앞쪽에 취한다.	直刺 0.1~0.3寸, 灸	소화불량(消化不良) 구토(嘔吐) 황달(黃疸) 변비(便秘) 치질(痔疾) 위염(胃炎) 장염(腸炎) 귀몽(鬼夢) 각통(脚痛) 복부팽만(腹部膨滿) 백일해(百日咳) 소아불안(小兒不安) 족과통(足踝痛)
SP-06	삼음교(三陰交)	내과첨(內踝尖)과 내측슬중(內側膝中)을 이은 선에서 내과첨 상 3촌, 경골내측(脛骨內側) 후연(後緣)에 취한다.	直刺 0.3~0.5寸, 灸	남녀생식기제질환(男女生殖器諸疾患) 임질(淋疾) 월경과다(月經過多) 자궁출혈(子宮出血) 유정(遺精) 음경통(陰莖痛) 고환염(睾丸炎) 하지신경통(下肢神經痛) 만성위약(慢性胃弱) 식욕부진(食慾不振) 복부팽만(腹部膨滿) 장산통(腸疝痛) 장뇌명(腸雷鳴) 하리(下痢) 하지궐냉(下肢厥冷) 권태(倦怠) 요폐(尿閉) 치질(痔疾) 소아유뇨(小兒遺尿) 당뇨병(糖尿病) 난산(難産) 백대하(白帶下) 불임(不妊) 실면(失眠)
SP-07	누곡(漏谷)	내과첨(內踝尖)과 내측슬중(內側膝中)을 이은 선에서 내과첨 상 6촌, 경골내측(脛骨內側) 후연(後緣)에 취한다.	直刺 0.3~0.5寸, 灸	소화불량(消化不良) 고창(鼓脹) 장명(腸鳴) 복창(腹脹) 실정(失精) 대하(帶下) 소변불리(小便不利)

경 혈		취 혈	자 침	주 치
SP-08	지기(地機)	내과첨(內踝尖)과 내측슬중(內側膝中)을 이은 선에서 슬중 하 5촌, 내과첨 상 10촌의 경골내측(脛骨內側) 후연(後緣)에 취한다.	直刺 0.3~0.5寸, 灸	요폐(尿閉) 정액결핍(精液缺乏) 자궁출혈(子宮出血) 요통(腰痛) 월경부조(月經不調) 대하(帶下) 소화불량(消化不良) 위산과다(胃酸過多)
SP-09	음릉천(陰陵泉)	경골내측과(脛骨內側髁) 하후연(下後緣) 함요처(陷凹處)에 취한다.	直刺 0.3~0.5寸, 灸	양위(陽萎) 유뇨(遺尿) 요폐(尿閉) 유정(遺精) 복막염(腹膜炎) 늑막염(肋膜炎) 신염(腎炎) 슬관절주위염(膝關節周圍炎) 하지마비(下肢麻痺) 수종(水腫)
SP-10	혈해(血海)	슬개골(膝蓋骨) 내측상연(內側上緣) 상방 2촌으로, 내측슬중(內側膝中)과 충문(衝門)을 이은 선에서 슬중(膝中) 상 3촌에 취한다.	直刺 0.3~0.5寸, 灸	자궁출혈(子宮出血) 월경곤란(月經困難) 자궁내막염(子宮內膜炎) 요실금(尿失禁) 피부습진(皮膚濕疹) 어혈(瘀血) 빈혈(貧血) 복막염(腹膜炎) 담마진(蕁麻疹)
SP-11	기문(箕門)	내측슬중(內側膝中)과 충문(衝門)을 이은 선에서 충문 하 6촌, 슬중 상 13촌에 취한다.	直刺 0.3~0.5寸, 灸	임질(淋疾) 요폐(尿閉) 유정(遺精) 유뇨(遺尿) 음위증(陰萎症) 고환염(睾丸炎) 요실금(尿失禁) 서혜선염(鼠蹊腺炎) 자궁염(子宮炎) 대퇴통(大腿痛)
하지부(下肢部) : 비위병(脾胃病)위주, 그 다음이 부인과 전음(前陰)질환				
SP-12	충문(衝門)	치골결합 상연의 곡골(曲骨) 외방 3.5촌에 취한다.	直刺 0.5~0.7寸, 灸	고환염(睾丸炎) 정계염(精系炎) 질염(腔炎) 임질(淋疾) 탈장(脫腸) 사지궐냉(四肢厥冷) 복통(腹痛) 월경곤란(月經困難) 치질(痔疾)
SP-13	부사(府舍)	치골(恥骨) 수평선과 서혜부의 교차점 약간 위쪽으로 곡골(曲骨) 상 0.7촌에서 외방(外方)으로 4촌에 취한다.	直刺 0.5~0.7寸, 灸	변비(便秘) 하리(下痢) 복통(腹痛) 곽란(癨亂) 맹장염(盲腸炎) 장산통(腸疝痛) 장경련(腸痙攣) 복직근(腹直筋) 류머티즘
SP-14	복결(腹結)	부사(府舍) 상 3촌으로 제하(臍下) 1.3촌에서 외방(外方)으로 4촌에 취한다.	直刺 0.5~0.7寸, 灸	변비(便秘) 설사(泄瀉) 복막염(腹膜炎) 장산통(腸疝痛) 해수(咳嗽) 배꼽주위통 배가 냉해서 설사하거나 자주 변을 볼 때
SP-15	대횡(大橫)	제중(臍中) 외방(外方) 4촌에 취한다.	直刺 0.5~0.7寸, 灸	변비(便秘) 하리(下痢) 소복통(小腹痛) 급만성위염(急慢性胃炎) 위경련(胃痙攣)
SP-16	복애(腹哀)	제상(臍上) 3촌의 건리(建里) 외방(外傍) 4촌으로 대횡 위 3촌에 취한다.	直刺 0.5~0.8寸, 灸	변비(便秘) 위경련(胃痙攣) 배꼽주위통 소화불량(消化不良) 장출혈(腸出血) 소아마비종대(小兒麻痺腫大) 산부족(酸不足) 산과다(酸過多)
복부(腹部) : 위ㆍ장질환 위주				

경혈		취혈	자침	주치
SP-17	식두(食竇)	흉골체(胸骨體)와 검상돌기(劍狀突起) 접합부인 중정(中庭) 외방 6촌에 취한다.	直刺 0.2~0.4寸, 灸	협심증(狹心症) 늑간신경통(肋間神經痛) 흉협창통(胸脇脹痛) 횡격막경련(橫膈膜痙攣) 소화불량(消化不良) 장뇌명(腸雷鳴) 폐렴(肺炎)
SP-18	천계(天谿)	양(兩) 유두(乳頭)의 중간인 전중(膻中) 외방 6촌에 취한다.	直刺 0.2~0.4寸, 灸	폐렴(肺炎) 기관지염(氣管支炎) 해수(咳嗽) 폐충혈(肺充血) 늑막염(肋膜炎) 애역(呃逆) 유방염(乳房炎) 유즙부족(乳汁不足) 흉통(胸痛)
SP-19	흉향(胸鄕)	제3 늑간(肋間)의 옥당(玉堂) 외방(外方) 6촌에 취한다.	直刺 0.2~0.4寸, 灸	늑막염(肋膜炎) 연하곤란(嚥下困難) 폐충혈(肺充血) 늑간신경통(肋間神經痛) 소화불량(消化不良) 구갈(口渴) 흉협팽만통증(胸脇膨滿痛症)
SP-20	주영(周榮)	제2 늑간(肋間)의 자궁(紫宮) 외방(外方) 6촌에 취한다.	直刺 0.2~0.4寸, 灸	기관지염(氣管支炎) 늑간신경통(肋間神經痛) 늑막염(肋膜炎) 해수(咳嗽) 식불하(食不下) 타액과다(唾液過多) 흉협팽만(胸脇膨滿)
SP-21	대포(大包)	액중선(腋中線)과 제6 늑간(肋間)이 만나는 지점으로 연액(淵液) 아래 약 3촌에 취한다.	直刺 0.2~0.4寸, 灸	폐렴(肺炎) 천식(喘息) 호흡곤란(呼吸困難) 흉통(胸痛) 늑막염(肋膜炎) 전신동통(全身疼痛) 사지무력(四肢無力)

흉부(胸部) : 흉(胸)·폐(肺) 질환

주요혈		오수혈	
원혈(原穴)	태백(太白)	정목혈(井木穴)	은백(隱白)
낙혈(絡穴)	공손(公孫), 대포(大包)	형화혈(滎火穴)	대도(大都)
극혈(郄穴)	지기(地機)	수토혈(輸土穴)	태백(太白)
모혈(募穴)	장문(章門)	경금혈(經金穴)	상구(商丘)
배유혈(背俞穴)	비유(脾俞)	합수혈(合水穴)	음릉천(陰陵泉)

7 수소음심경(手少陰心經, Heart Meridian of Hand-Shaoyin, HT.)

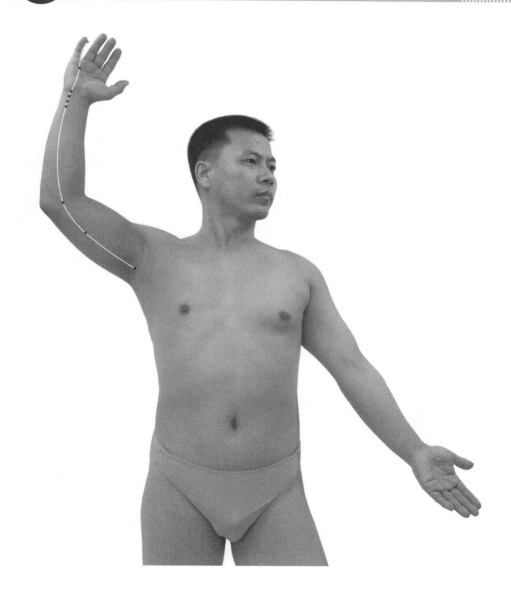

◉ 수소음심경혈명가결(手少陰心經穴名歌訣)

수소음심기극천(手少陰心起極泉)   청영소해영도련(靑靈少海靈道連)

통리음극신문과(通里陰郄神門過)   소부소충구혈전(少府少衝九穴全)

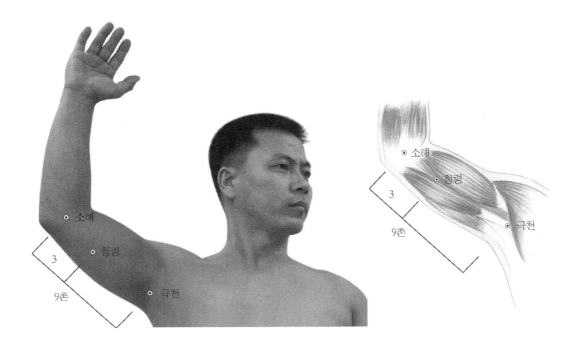

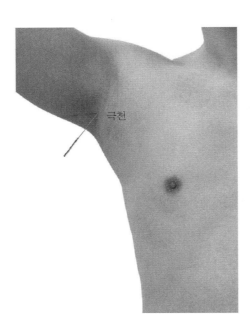

1) 극천(極泉) HT−01

[취 혈 법]   액와(腋窩)의 중심으로 동맥(動脈)이 만져지는 곳에 취한다.
[자 침 법]   直刺 0.3~0.5寸, 灸. 액와동맥을 피하여 자침한다.

2) 청령(靑靈) HT−02

[취 혈 법]   팔꿈치를 구부리고 외전(外展)했을 때, 소해(少海)와 극천(極泉)을 이은 선에서
　　　　　　 소해(少海) 상방 3촌으로 상완이두근(上腕二頭筋)의 안쪽 가장자리에 취한다.
[자 침 법]   直刺 0.2~0.3寸, 灸

3) 소해(少海) HT−03 합수혈(合水穴)

[취 혈 법]   주횡문척측단(肘橫紋尺側端)과 상완골내측상과(上腕骨內側上顆)의 중간(中間)
　　　　　　 함중(陷中)에 취한다.
[자 침 법]   直刺 0.2~0.3寸, 灸

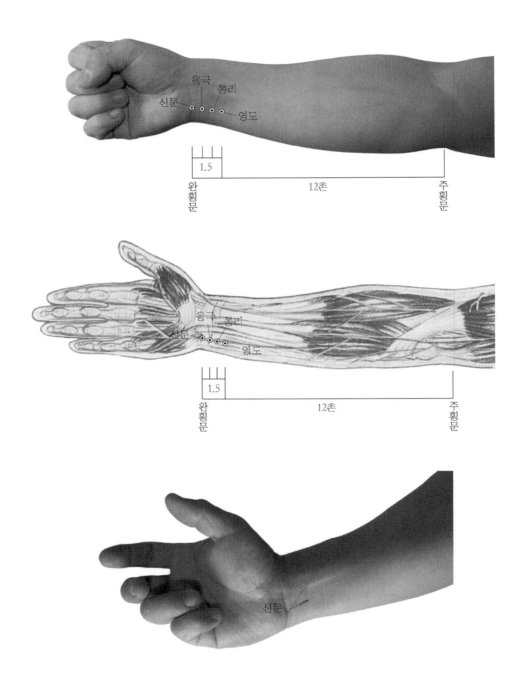

4) 영도(靈道) HT-04 경금혈(經金穴)

[취 혈 법]　신문(神門) 상 1.5촌으로 척측수근굴근건(尺側手根屈筋腱) 요측(橈側) 함중(陷中)에 취한다.

[자 침 법]　直刺 0.1~0.3寸, 灸

5) 통리(通里) HT-05 낙혈(絡穴)

[취 혈 법]　신문(神門) 상 1촌으로 척측수근굴근건(尺側手根屈筋腱) 요측(橈側) 함중(陷中)에 취한다.

[자 침 법]　直刺 0.1~0.3寸, 灸

6) 음극(陰郄) HT-06 극혈(郄穴)

[취 혈 법]　신문(神門) 상 0.5촌으로 척측수근굴근건(尺側手根屈筋腱) 요측연(橈側緣) 함중(陷中)에 취한다.

[자 침 법]　直刺 0.1~0.3寸, 灸

7) 신문(神門) HT-07 수토혈(輸土穴) 원혈(原穴)

[취 혈 법]　완횡문(腕橫紋)의 척측수근굴근건 요측연(橈側緣) 함중(陷中)에 취한다.

[자 침 법]　直刺 0.1~0.3寸, 灸

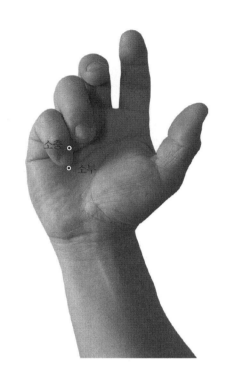
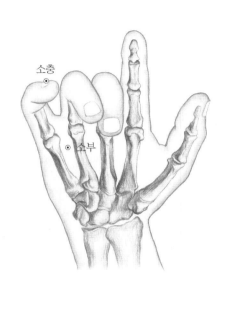

8) 소부(少府) HT-08 형화혈(滎火穴)

[취 혈 법] 장측(掌側) 제4·5 중수골(中手骨) 사이, 주먹을 쥐었을 때 새끼손가락 끝이
          손바닥에 닿는 부위로 손등의 중저(中渚)와 마주하고 노궁(勞宮)과 횡렬(橫列)
          이 되는 곳에 취한다.
[자 침 법] 直刺 0.1~0.3寸, 灸

9) 소충(少衝) HT-09 정목혈(井木穴)

[취 혈 법] 제5지(指) 요측 조갑근각 옆 0.1촌에 취한다.
[자 침 법] 直刺 0.1寸, 혹 삼릉침(三稜鍼) 點刺出血, 灸

수소음심경 소속경혈의 취혈자침

경 혈		취 혈	자 침	주 치
HT-01	극천(極泉)	액와(腋窩) 중심으로 동맥이 만져지는 곳에 취한다.	直刺 0.3~0.5寸, 灸 액와동맥을 피하여 자침한다.	흉협동통(胸脇疼痛) 늑간신경통(肋間神經痛) 주비냉통(肘臂冷痛) 심통(心痛) 액취증(腋臭症)
HT-02	청령(靑靈)	팔꿈치를 구부리고 외전(外展) 했을 때, 소해(少海)와 극천(極泉)을 이은 선에서 소해(少海) 상방 3촌으로 상완이두근(上腕二頭筋)의 안쪽 가장자리에 취한다.	直刺 0.2~0.3寸, 灸	두통(頭痛) 위통(胃痛) 완신경통(腕神經痛) 늑간신경통(肋間神經痛) 견비통(肩臂痛) 주관절통(肘關節痛) 심계항진(心悸亢進)
HT-03	소해(少海)	주횡문척측단(肘橫紋尺側端)과 상완골내측상과(上腕骨內側上顆)의 중간(中間) 함중(陷中)에 취한다.	直刺 0.2~0.3寸, 灸	액와선염(腋窩腺炎) 주비신경통(肘臂神經痛) 늑간신경통(肋間神經痛) 심장질환(心臟疾患) 두통(頭痛) 정신분열증(精神分裂症) 치통(齒痛) 나력(瘰癧)
HT-04	영도(靈道)	신문(神門) 상 1.5촌으로 척측 수근굴근건 요측 함중(陷中)에 취한다.	直刺 0.1~0.3寸, 灸	심내막염(心內膜炎) 공포불안(恐怖不安) 주비신경통(肘臂神經痛) 고혈압(高血壓) 저혈압(底血壓)
HT-05	통리(通里)	신문(神門) 상 1촌으로 척측 수근굴근건(尺側手根屈筋腱) 요측 함중(陷中)에 취한다.	直刺 0.1~0.3寸, 灸	신경쇠약(神經衰弱) 심계항진(心悸亢進) 자궁출혈(子宮出血) 편도선염(扁桃腺炎) 현훈(眩暈) 설강불어(舌强不語) 폭음(暴瘖)
HT-06	음극(陰郄)	신문(神門) 상 0.5촌으로 척측 수근굴근건(尺側手根屈筋腱) 요측 함중(陷中)에 취한다.	直刺 0.1~0.3寸, 灸	뉵혈(衄血) 도한(盜汗) 신경쇠약(神經衰弱) 두통(頭痛) 현훈(眩暈) 심계항진(心悸亢進) 자궁내막염(子宮內膜炎) 대하(帶下) 오심(惡心)
HT-07	신문(神門)	완횡문(腕橫紋), 척측수근굴근건 요측연 함중(陷中)에 취한다.	直刺 0.1~0.3寸, 灸	신경쇠약(神經衰弱) 정충(怔忡) 심통(心痛) 실면(失眠) 정신병(精神病) 건망(健忘) 소화기병
HT-08	소부(少府)	장측(掌側) 제4·5지(指) 중수골 사이, 주먹을 쥐었을 때 새끼손가락 끝이 손바닥에 닿는 부위로 손등의 중저(中渚)와 마주하고 노궁(勞宮)과 횡렬(橫列)이 되는 곳에 취한다.	直刺 0.1~0.3寸, 灸	심장질환(心臟疾患) 심계항진(心悸亢進) 전박신경통(前膊神經痛) 장중열(掌中熱) 소변불리(小便不利) 방광마비(膀胱麻痺) 하초열(下焦熱) 인건(咽乾)

경 혈		취 혈	자 침	주 치
HT-09	소충(少衝)	제5지(指) 요측 조갑근각 옆 0.1촌에 취한다.	直刺 0.1寸, 혹 삼릉침(三稜鍼) 點刺出血, 灸	심장병(心臟丙) 후두염(喉頭炎) 장중열(掌中熱) 심계항진증(心悸亢進症) 정신질환(精神疾患) 흉고통(胸苦痛) 상지신경통(上肢神經痛) 실신(失神)하였을 때 사혈(瀉血)

상지부, 심부, 흉부, 정신질환

주요혈		오수혈	
원혈(原穴)	신문(神門)	정목혈(井木穴)	소충(少衝)
낙혈(絡穴)	통리(通里)	형화혈(滎火穴)	소부(少府)
극혈(郄穴)	음극(陰郄)	수토혈(輸土穴)	신문(神門)
모혈(募穴)	거궐(巨闕)	경금혈(經金穴)	영도(靈道)
배유혈(背俞穴)	심유(心俞)	합수혈(合水穴)	소해(少海)

8   **수태양소장경**(手太陽小腸經, Small Intestine Meridian of Hand-Taiyang, SI.)

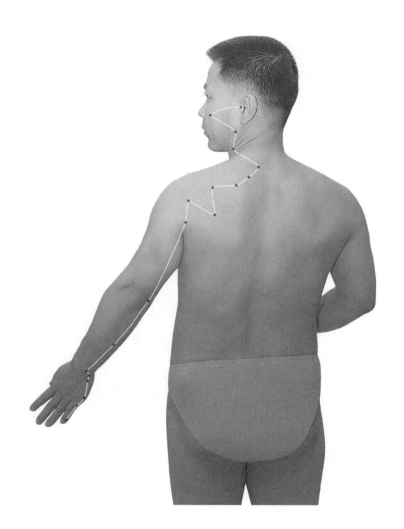

◉ 수태양소장경혈명가결(手太陽小腸經穴名歌訣)

수태양시소장경(手太陽是小腸經)   소지외측소택명(小指外側少澤名)

전곡후계완골상(前谷後谿腕骨上)   양곡양로지정순(陽谷養老支正循)

소해주후상견정(小海肘後上肩貞)   노유천종병풍임(臑俞天宗秉風臨)

곡원견외견중유(曲垣肩外肩中俞)   천창천용권료영(天窓天容顴髎迎)

십구청궁근이병(十九聽宮近耳屏)

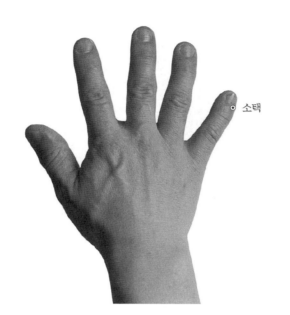

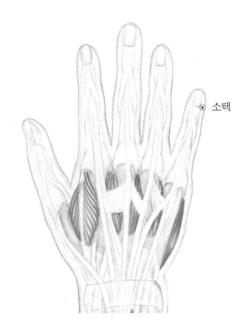

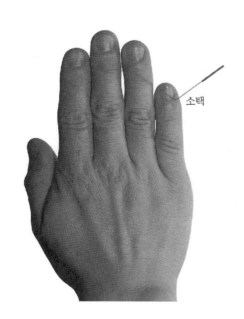

1) 소택(少澤) SI-01 정금혈(井金穴)

　　[취 혈 법]　제5지(指) 척측(尺側) 조갑근각(爪甲根角) 옆 0.1촌에 취한다.

　　[자 침 법]　直刺 0.1寸, 灸

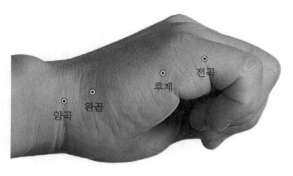
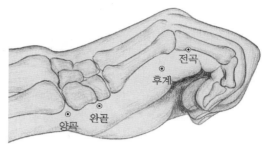

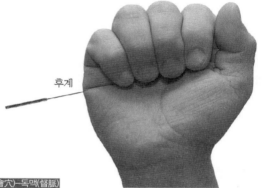

2) 전곡(前谷) SI-02 형수혈(滎水穴)

[취 혈 법]   제5 지(指) 척측(尺側) 기절골
저(基節骨底) 전함중(前陷中)
적백육제(赤白肉際)에 취한다.

[자 침 법]   直刺 0.1~0.3寸, 灸

3) 후계(後谿) SI-03 수목혈(輸木穴) 팔맥교회혈(八脈交會穴)-독맥(督脈)

[취 혈 법]   제5 지(指) 척측 중수골두(中手骨頭) 후함중 적백육제(赤白肉際)에 취한다.

[자 침 법]   直刺 0.3~1寸, 중수골(中手骨) 장측연(掌側緣)에서 투(透) 합곡(合谷), 灸

4) 완골(腕骨) SI-04 원혈(原穴)

[취 혈 법]   제5 지(指) 척측(尺側) 중수골(中手骨)과 삼각골(三角骨) 사이 함중(陷中)의
적백육제(赤白肉際)에 취한다.

[자 침 법]   直刺 0.1~0.3寸, 灸

5) 양곡(陽谷) SI-05 경화혈(經火穴)

[취 혈 법]   완관절(腕關節)의 척골경상돌기(尺骨莖狀突起)와 삼각골(三角骨) 사이 함중(陷
中)으로 완골(腕骨)과 양로(養老)의 중간에 취한다.

[자 침 법]   直刺 0.1~0.3寸, 灸

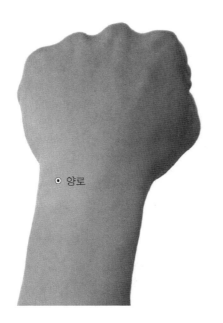
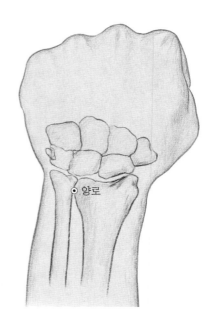

6) 양로(養老) SI-06 극혈(郄穴)

[취 혈 법] 척골경상돌기 요측연(橈側緣) 함중(陷中)으로, 손바닥을 아래로 향했을 때
          나타나는 척골경상돌기 첨(尖)을 손가락으로 누른 상태에서 손바닥을 가슴
          쪽으로 돌리면 뼈들 사이에 생기는 함요처에 취한다.

[자 침 법] 直刺 0.1~0.3寸, 灸

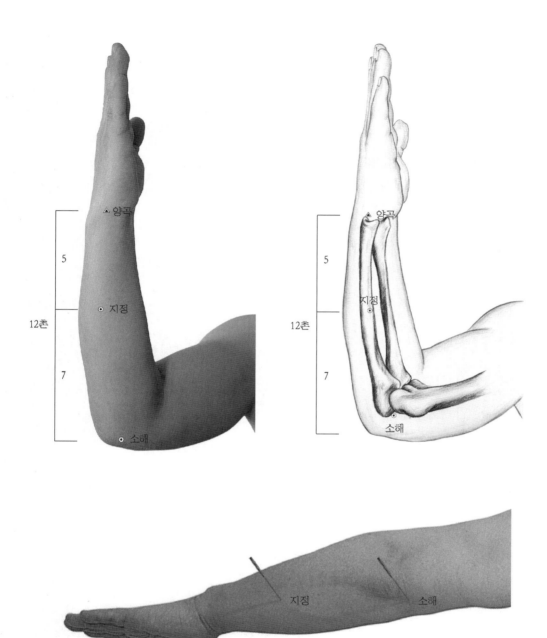

7) 지정(支正) SI-07 낙혈(絡穴)

[취 혈 법] 양곡(陽谷)과 소해(小海)를 이은 선에서 양곡 상 5촌으로 척골(尺骨) 후연(後緣)에 취한다.

[자 침 법] 直刺 0.2~0.3寸, 灸

8) 소해(小海) SI-08 합토혈(合土穴)

[취 혈 법] 주두(肘頭)와 상완골내측상과(上腕骨內側上顆) 사이 함중(陷中)에 취한다.

[자 침 법] 直刺 0.2~0.3寸, 灸

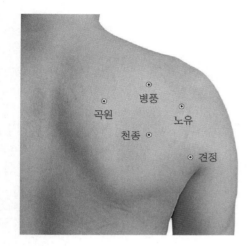

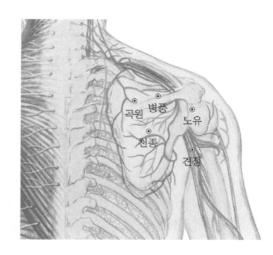

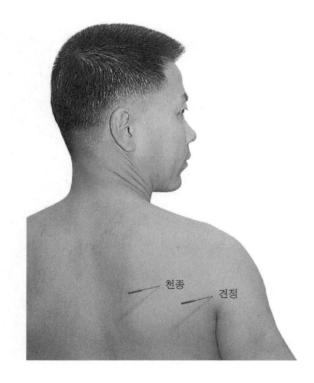

9) 견정(肩貞) SI-09

[취 혈 법] 후액문두(後腋紋頭) 상 1촌에 취한다.
[자 침 법] 直刺 0.5~1.5寸, 灸

10) 노유(臑俞) SI-10

[취 혈 법] 후액문두(後腋紋頭) 직상(直上)으로 견봉단(肩峰端) 내하연(內下緣) 함중(陷中)
에 취한다.
[자 침 법] 直刺 0.5~0.8寸, 灸

11) 천종(天宗) SI-11

[취 혈 법] 견갑극 중점 수직선과 제4흉추(胸椎) 극돌기(棘突起) 하함중(下陷中) 수평선이
만나는 견갑골(肩胛骨) 중앙 함중(陷中)으로, 견갑극 중점과 견갑골 하각(下角)
을 이은 선에서 견갑극 하 1/3 지점의 함중에 취한다.
[자 침 법] 直刺 0.3~0.5寸, 灸

12) 병풍(秉風) SI-12

[취 혈 법] 견갑극상와(肩胛棘上窩) 중앙으로 거골(巨骨)과 곡원(曲垣)의 중간, 천종(天宗)
과 수직선상(垂直線上)에 취한다.
[자 침 법] 直刺 0.3~0.5寸, 灸

13) 곡원(曲垣) SI-13

[취 혈 법] 견갑극상와(肩胛棘上窩) 내측단(內側端)으로 노유(臑俞)와 제2 흉추(胸椎) 극돌기
(棘突起) 하함중(下陷中)을 이은 선의 중점(中點) 함중(陷中)에 취한다.
[자 침 법] 直刺 0.3~0.5寸, 灸

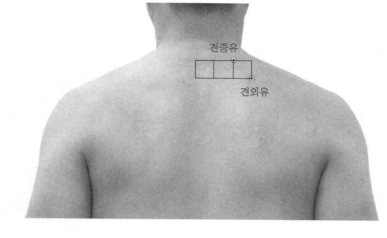

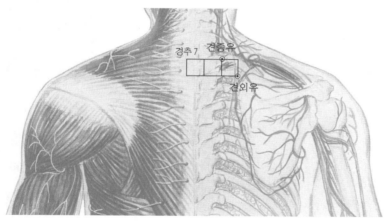

14) 견외유(肩外俞) SI-14

[취 혈 법]   제1 흉추(胸椎) 극돌기(棘突起) 하함중(下陷中)의 도도(陶道) 외방(外方) 3촌에
　　　　　　취한다.
[자 침 법]   直刺 0.3～0.5寸, 灸

15) 견중유(肩中俞) SI-15

[취 혈 법]   제7경추(頸椎) 극돌기 하함중의 대추(大椎) 외방(外方) 2촌에 취한다.
[자 침 법]   直刺 0.3～0.5寸, 灸

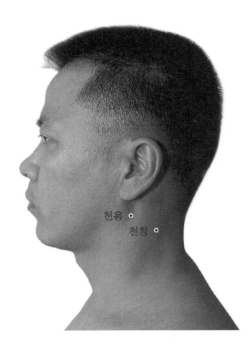 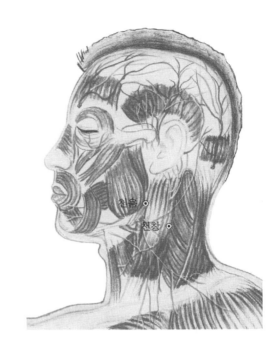

16) 천창(天窓) SI-16

    [취 혈 법]   후두융기(喉頭隆起) 외방 3.5촌으로 흉쇄유돌근(胸鎖乳突筋) 후연(後緣) 함중(陷中)에 취한다.

    [자 침 법]   直刺 0.3~0.5寸, 灸

17) 천용(天容) SI-17

    [취 혈 법]   하악각(下顎角)과 흉쇄유돌근(胸鎖乳突筋)의 사이로 예풍(翳風) 하방 1촌에 취한다.

    [자 침 법]   直刺 0.2~0.3寸, 灸

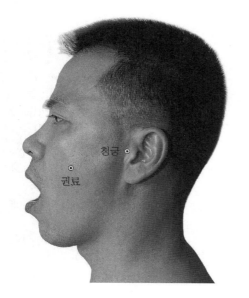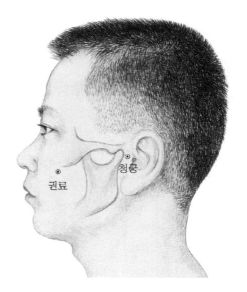

18) 권료(顴髎) SI-18

　　[취 혈 법]　목외자(目外眥) 수직선(垂直線)과 협골돌기(頰骨突起) 하연(下緣) 수평선(水平
　　　　　　　線)이 교차(交叉)하는 지점의 함중(陷中)에 취한다.

　　[자 침 법]　直刺 0.1~0.3寸, 禁灸

19) 청궁(聽宮) SI-19

　　[취 혈 법]　이주(耳珠) 중앙(中央) 전연(前緣)의 함중(陷中)에 취한다.

　　[자 침 법]　直刺 0.1~3寸, 禁灸

수태양소장경 소속경혈의 취혈자침

경 혈		취 혈	자 침	주 치
SI-01	소택(少澤)	제5지(指) 척측 조갑근각 옆 0.1촌에 취한다.	直刺 0.1寸, 灸	구내염(口內炎) 인후염(咽喉炎) 두통(頭痛) 정신분열증(精神分裂症) 유선염(乳腺炎) 유즙부족(乳汁不足) 편도선염(扁桃腺炎) 발열(發熱) 급성위염(急性胃炎) 구급 혈
SI-02	전곡(前谷)	제5지(第5指) 척측(尺側) 기절골저(基節骨底) 전함중(前陷中) 적백육제(赤白肉際)에 취한다.	直刺 0.1~0.3寸 灸	한열(寒熱) 해수(咳嗽) 편도선염(扁桃腺炎) 비공폐색(鼻孔閉塞) 이명(耳鳴) 두통(頭痛) 전박신경통(前膊神經痛)
SI-03	후계(後谿)	제5지(指) 척측(尺側) 중수골두(中手骨頭) 후함중(後陷中) 적백육제(赤白肉際)에 취한다.	直刺 0.3~1寸 중수골 장측연에서 투(透) 합곡, 灸	각막염(角膜炎) 백막예(白膜翳) 눈다래기[麥粒腫] 두통(頭痛) 고혈압(高血壓) 정신병(精神病) 실신(失神) 소장질환(小腸疾患) 뉵혈(衄血) 이롱(耳聾)
SI-04	완골(腕骨)	제5지(指) 척측(尺側) 중수골(中手骨)과 삼각골(三角骨) 사이 함중(陷中)의 적백육제(赤白肉際)에 취한다.	直刺 0.1~0.3寸 灸	두통(頭痛) 항강(項强) 열병(熱病) 이롱(耳聾) 반신마비(半身麻痺) 전간(癲癎) 주완관절염(肘腕關節炎) 눈병
SI-05	양곡(陽谷)	완관절(腕關節)의 척골경상돌기(尺骨莖狀突起)와 삼각골(三角骨) 사이 함중(陷中)으로 완골(腕骨)과 양로(養老)의 중간에 취한다.	直刺 0.1~0.3寸 灸	완관절통(腕關節痛) 현훈(眩暈) 이명(耳鳴) 이롱(耳聾) 구내염(口內炎) 치은염(齒齦炎) 늑간신경통(肋間神經痛) 열병(熱病) 척골신경통(尺骨神經痛) 실신(失神)
SI-06	양로(養老)	척골경상돌기 요측연(橈側緣) 함중(陷中)으로, 손바닥을 아래로 향했을 때 나타나는 척골경상돌기 첨(尖)을 손가락으로 누른 상태에서 손바닥을 가슴 쪽으로 돌리면 뼈들 사이에 생기는 함요처에 취한다.	直刺 0.1~0.3寸 灸	완관절통(腕關節痛) 안구충혈(眼球充血) 시신경위축(視神經萎縮) 시신경감퇴(視神經減退) 각종 눈병
SI-07	지정(支正)	양곡(陽谷)과 소해(小海)를 이은 선에서 양곡 상 5촌으로 척골(尺骨) 후연(後緣)에 취한다.	直刺 0.2~0.3寸 灸	상박신경통(上膊神經痛) 두통(頭痛) 요골신경통(橈骨神經痛) 현훈(眩暈) 수지동통(手指疼痛) 안면충혈(顔面充血) 신경쇠약(神經衰弱) 전광(癲狂)
SI-08	소해(小海)	주두(肘頭)와 상완골내측상과(上腕骨內側上顆) 사이 함중(陷中)에 취한다.	直刺 0.2~0.3寸 灸	주관절염(肘關節炎) 청각마비(聽覺麻痺) 척골신경통(尺骨神經痛) 안충혈(眼充血) 정신분열증(精神分裂症) 무도병(舞蹈病) 치육염(齒肉炎) 하복통(下腹痛) 견배통(肩背痛)

수주부(手肘部) : 머리, 뒷목, 귀, 눈, 인후질환, 열병, 정신질환

경 혈		취 혈	자 침	주 치
SI-09	견정(肩貞)	후액문두(後腋紋頭) 상 1촌에 취한다.	直刺 0.5~1.5寸 灸	견갑신경통(肩胛神經痛) 견비통(肩臂痛) 이명(耳鳴) 두통(頭痛) 치통(齒痛)
SI-10	노유(臑俞)	후액문두(後腋紋頭) 직상(直上)으로 견봉단(肩峰端) 내하연(內下緣) 함중(陷中)에 취한다.	直刺 0.5~0.8寸 灸	반신불수(半身不遂) 견통(肩痛) 견박신경통(肩髆神經痛)
SI-11	천종(天宗)	견갑극 중점 수직선과 제4흉추(胸椎) 극돌기(棘突起) 하함중(下陷中) 수평선이 만나는 견갑골(肩胛骨) 중앙 함중(陷中)으로, 견갑극 중점과 견갑골 하각(下角)을 이은 선에서 견갑극 하 1/3 지점의 함중에 취한다.	直刺 0.3~0.5寸 灸	견갑신경통(肩胛神經痛) 산후풍(産後風) 상박신경통(上膊神經痛) 고혈압(高血壓) 상지상거불능(上肢上擧不能) 경통(頸痛) 간담기능장애(肝膽機能障礙) 견통(肩痛) 척골신경통(尺骨神經痛) 유종(乳腫) 전완신경통(前腕神經痛) 흉통(胸痛) 반신불수(半身不遂) 견박신경통(肩髆神經痛)
SI-12	병풍(秉風)	견갑극상와 중앙으로 거골(巨骨)과 곡원(曲垣)의 중간, 천종(天宗)과 수직선상(垂直線上)에 취한다.	直刺 0.3~0.5寸 灸	견갑신경통(肩胛神經痛) 견갑통(肩胛痛) 척골신경통(尺骨神經痛) 늑막염(肋膜炎) 폐렴(肺炎)
SI-13	곡원(曲垣)	견갑극상와(肩胛棘上窩) 내측단(內側端)으로 노유(臑俞)와 제2 흉추(胸椎) 극돌기(棘突起) 하함중(下陷中)을 이은 선의 중점(中點) 함중(陷中)에 취한다.	直刺 0.3~0.5寸 灸	견갑신경통(肩胛神經痛) 견갑통(肩胛痛) 척골신경통(尺骨神經痛) 후두통(後頭痛) 항통(項痛) 폐렴(肺炎)
SI-14	견외유 (肩外俞)	제1 흉추 극돌기 하함중(下陷中)의 도도(陶道) 외방(外方) 3촌에 취한다.	直刺 0.3~0.5寸 灸	견갑신경통(肩胛神經痛) 견배통(肩背痛) 경근경련(頸筋痙攣) 경항강직(頸項强直) 견배한냉감(肩背寒冷感)
SI-15	견중유 (肩中俞)	제7경추 극돌기 하함중의 대추(大椎) 외방(外方) 2촌에 취한다.	直刺 0.3~0.5寸 灸	견갑신경통(肩胛神經痛) 견배통(肩背痛) 경항부경련(頸項部痙攣) 해수(咳嗽) 기관지염(氣管支炎) 시력감퇴(視力減退)
견갑부(肩胛部) : 견갑부 질환				
SI-16	천창(天窓)	후두융기(喉頭隆起) 외방 3.5촌으로 흉쇄유돌근(胸鎖乳突筋) 후연(後緣) 함중(陷中)에 취한다.	直刺 0.3~0.5寸 灸	견경통(肩頸痛) 늑간신경통(肋間神經痛) 두통(頭痛) 이명(耳鳴) 이롱(耳聾) 반신불수(半身不遂) 인후종통(咽喉腫痛)
SI-17	천용(天容)	하악각과 흉쇄유돌근과의 사이로 예풍(翳風) 하 1촌에 취한다.	直刺 0.2~0.3寸 灸	호흡곤란(呼吸困難) 늑간신경통(肋間神經痛) 경항부신경통(頸項部神經痛) 이명(耳鳴) 이롱(耳聾) 난청(難聽) 인후염(咽喉炎) 중설(重舌) 늑막염(肋膜炎)
경부(頸部) : 인후, 귀질환				

경 혈		취 혈	자 침	주 치
SI-18	권료(顴髎)	목외자(目外眥) 수직선과 협골돌기(頰骨突起) 하연(下緣) 수평선(水平線)이 교차하는 곳의 함중(陷中)에 취한다.	直刺 0.1~0.3寸 禁灸	삼차신경통(三叉神經痛) 상치통(上齒痛) 구안와사(口眼喎斜) 안검경련(眼瞼痙攣)
SI-19	청궁(聽宮)	이주(耳珠) 중앙(中央) 전연(前緣)의 함중(陷中)에 취한다.	直刺 0.1~0.3寸 禁灸	중이염(中耳炎) 이명(耳鳴) 외이염(外耳炎) 인두염(咽頭炎) 난청(難聽)

안면부 : 입, 치아, 귀 질환

주요혈		오수혈	
원혈(原穴)	완골(腕骨)	정금혈(井金穴)	소택(少澤)
낙혈(絡穴)	지정(支正)	형수혈(滎水穴)	전곡(前谷)
극혈(郄穴)	양로(養老)	수목혈(輸木穴)	후계(後谿)
모혈(募穴)	관원(關元)	경화혈(經火穴)	양곡(陽谷)
배유혈(背俞穴)	소장유(小腸俞)	합토혈(合土穴)	소해(小海)

9 **족태양방광경**(足太陽膀胱經, Bladder Meridian of Foot−Taiyang, BL)

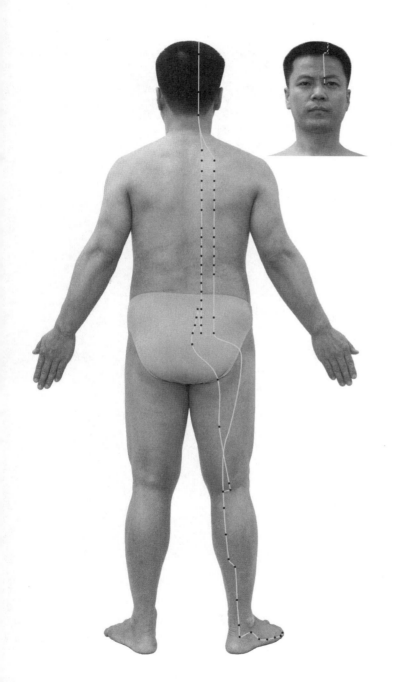

◉ 족태양방광경혈명가결
(足太陽膀胱經穴名歌訣)
육십칠혈족태양(六十七穴足太陽)
정명찬죽미충당(睛明攢竹眉衝當)
곡차오처상승광(曲差五處上承光)
통천낙각옥침앙(通天絡却玉枕昂)
천주지하분양행(天柱之下分兩行)
대저풍문폐유하(大杼風門肺俞下)
궐음심독격유량(厥陰心督膈俞量)
간담비위삼초신(肝膽脾胃三焦腎)
기해유하접대장(氣海俞下接大腸)
관원유접소장유(關元俞接小腸俞)
방광중려백환장(膀胱中膂白環臟)
상차중하팔료혈(上次中下八髎穴)
미골외측명회양(尾骨外側名會陽)
부분백호접고황(附分魄戶接膏肓)
신당의희격관상(神堂譩譆膈關詳)
혼문양강의사하(魂門陽綱意舍下)
위창황문지실량(胃倉肓門志室良)
포황지하질변장(胞肓之下秩邊塲)
승부은문위중정(承扶殷門委中正)
방변부극여위양(旁邊浮郄與委陽)
합양승근승산하(合陽承筋承山下)
외측비양급부양(外側飛揚及跗陽)
곤륜복삼련신맥(崑崙僕參連申脈)
금문경골속골방(金門京骨束骨旁)
통곡지음출방광(通谷至陰出膀胱)

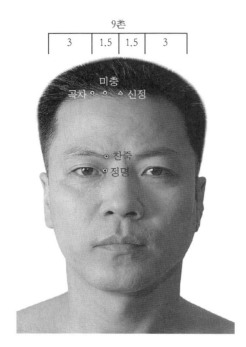

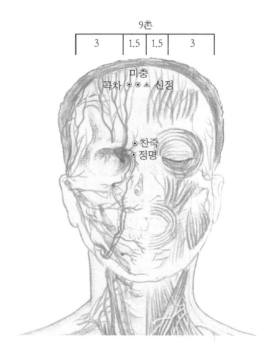

9촌

| 3 | 1.5 | 1.5 | 3 |

미충
곡차 ○ ○ △ 신정

○ 찬죽
○ 정명

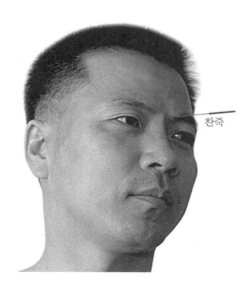

찬죽

1) 정명(睛明) BL-01

[취 혈 법] 목내자(目內眥)에서 0.1촌 내상방(內上方) 함중(陷中)에 취한다.
[자 침 법] 환자는 눈을 감게 하고 손으로 안구를 바깥쪽으로 밀고 안광(眼眶)을 따라
자침한다. 0.1~0.3寸, 禁灸

2) 찬죽(攢竹) BL-02

[취 혈 법] 인당(印堂) 양방(兩傍)의 눈썹 내측단(內側端) 함중(陷中)으로 정명(睛明) 직상
(直上)에 취한다.
[자 침 법] 斜刺 0.1~0.3寸, 禁灸

3) 미충(眉衝) BL-03

[취 혈 법] 찬죽(攢竹) 직상(直上)의 전발제(前髮際) 상 0.5촌으로 신정(神庭)과 곡차(曲差)
사이의 중점(中點)에 취한다.
[자 침 법] 直刺 0.1~0.3寸, 灸

4) 곡차(曲差) BL-04

[취 혈 법] 전발제(前髮際) 상 0.5촌의 신정(神庭) 외방으로 1.5촌에 취한다.
[자 침 법] 直刺 0.1~0.3寸, 灸

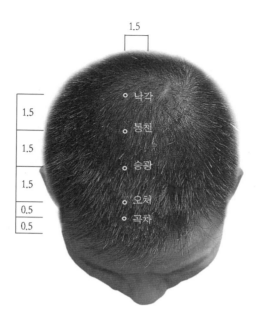

5) 오처(五處) BL-05

[취 혈 법] 전발제(前髮際) 상 1촌의 상성(上星) 외방 1.5촌에 취한다.
[자 침 법] 直刺 0.1~0.3寸, 灸

6) 승광(承光) BL-06

[취 혈 법] 전발제(前髮際) 상 2.5촌의 두정중선(頭正中線) 외방 1.5촌에 취한다.
[자 침 법] 直刺 0.1~0.3寸, 灸

7) 통천(通天) BL-07

[취 혈 법] 전발제(前髮際) 상 4촌의 두정중선(頭正中線) 외방 1.5촌에 취한다.
[자 침 법] 直刺 0.1~0.3寸, 灸

8) 낙각(絡却) BL-08

[취 혈 법] 전발제(前髮際) 상 5.5촌의 두정중선(頭正中線) 외방 1.5촌에 취한다.
[자 침 법] 直刺 0.1~0.3寸, 灸

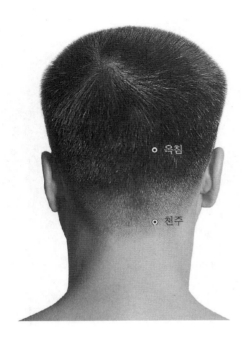
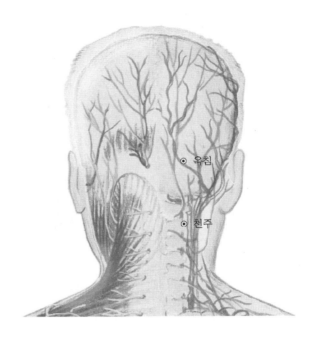

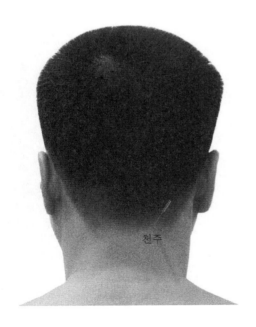

9) 옥침(玉枕) BL-09

[취 혈 법] 외후두융기(外後頭隆起) 상연(上
緣)의 뇌호(腦戸) 외방 1.3촌에
취한다.

[자 침 법] 直刺 0.1~0.3寸. 灸

10) 천주(天柱) BL-10

[취 혈 법] 제1 · 2 경추(頸椎) 사이의 아문
(瘂門) 외방 1.3촌에 취한다.

[자 침 법] 直刺 0.3~0.5寸, 灸

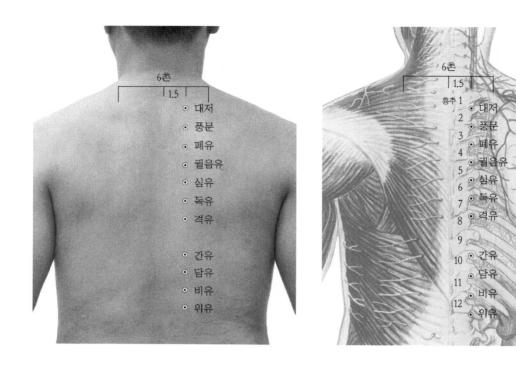

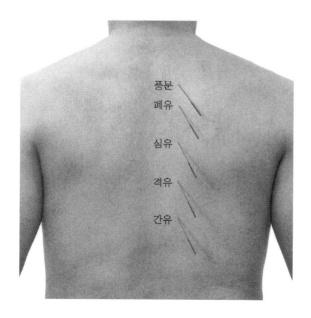

11) 대저(大杼) BL-11 `팔회혈(八會穴) 중 골회(骨會)`

[취 혈 법]　제1 흉추(胸椎) 극돌기(棘突起) 하함중의 도도(陶道) 외방 1.5촌에 취한다.
[자 침 법]　直刺 0.3~0.5寸, 灸

12) 풍문(風門) BL-12

[취 혈 법]　제2 흉추 극돌기(棘突起) 하함중(下陷中) 외방 1.5촌에 취한다.
[자 침 법]　直刺 0.3~0.5寸, 灸

13) 폐유(肺俞) BL-13 `폐경(肺經)의 유혈(俞穴)`

[취 혈 법]　제3 흉추 극돌기(棘突起) 하함중의 신주(身柱) 외방 1.5촌에 취한다.
[자 침 법]　直刺 0.3~0.5寸, 灸

14) 궐음유(厥陰俞) BL-14 `심포경(心包經)의 유혈(俞穴)`

[취 혈 법]　제4 흉추 극돌기(棘突起) 하함중(下陷中) 외방 1.5촌에 취한다.
[자 침 법]　直刺 0.3~0.5寸, 灸

15) 심유(心俞) BL-15 `심경(心經)의 유혈(俞穴)`

[취 혈 법]　제5 흉추 극돌기(棘突起) 하함중의 신도(神道) 외방 1.5촌에 취한다.
[자 침 법]　直刺 0.3~0.5寸, 灸

16) 독유(督俞) BL-16

[취 혈 법]　제6흉추 극돌기(棘突起) 하함중의 영대(靈臺) 외방 1.5촌에 취한다.
[자 침 법]　直刺 0.3~0.5寸, 灸

17) 격유(膈俞) BL-17 `팔회혈(八會穴) 중 혈회(血會)`

[취 혈 법]　제7흉추 극돌기(棘突起) 하함중의 지양(至陽) 외방 1.5촌에 취한다.
[자 침 법]　直刺 0.3~0.5寸, 灸

18) 간유(肝俞) BL-18 `간경(肝經)의 유혈(俞穴)`

[취 혈 법] 제9 흉추(胸椎) 극돌기(棘突起) 하함중(下陷中)의 근축(筋縮) 외방 1.5촌에 취한다.

[자 침 법] 直刺 0.3~0.5寸, 灸

19) 담유(膽俞) BL-19 `담경(膽經)의 유혈(俞穴)`

[취 혈 법] 제10 흉추(胸椎) 극돌기(棘突起) 하함중(下陷中)의 중추(中樞) 외방 1.5촌에 취한다.

[자 침 법] 直刺 0.3~0.5寸, 灸

20) 비유(脾俞) BL-20 `비경(脾經)의 유혈(俞穴)`

[취 혈 법] 제11 흉추(胸椎) 극돌기(棘突起) 하함중(下陷中)의 척중(脊中) 외방 1.5촌에 취한다.

[자 침 법] 直刺 0.3~0.5寸, 灸

21) 위유(胃俞) BL-21 `위경(胃經)의 유혈(俞穴)`

[취 혈 법] 제12 흉추(胸椎) 극돌기(棘突起) 하함중(下陷中) 외방 1.5촌에 취한다.

[자 침 법] 直刺 0.3~0.5寸, 灸

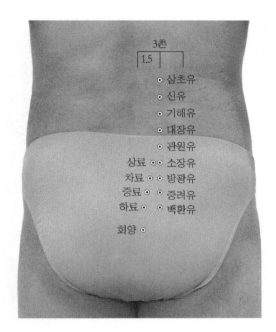

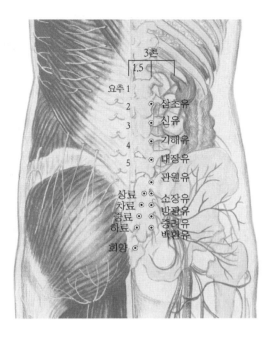

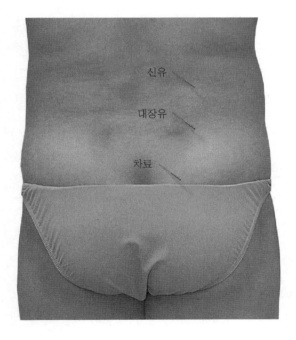

22) 삼초유(三焦俞) BL-22 삼초경(三焦經)의 유혈(俞穴)

[취 혈 법] 제1 요추(腰椎) 극돌기(棘突起) 하함중(下陷中)의 현추(懸椎) 외방 1.5촌에
취한다.
[자 침 법] 直刺 0.3~0.5寸, 灸

23) 신유(腎俞) BL-23 신경(腎經)의 유혈(俞穴)

[취 혈 법] 제2 요추(腰椎) 극돌기(棘突起) 하함중의 명문(命門) 외방 1.5촌에 취한다.
[자 침 법] 直刺 0.3~0.5, 灸

24) 기해유(氣海俞) BL-24

[취 혈 법] 제3 요추(腰椎) 극돌기(棘突起) 하함중(下陷中) 외방 1.5촌에 취한다.
[자 침 법] 直刺 0.3~0.5寸, 灸

25) 대장유(大腸俞) BL-25 대장경(大腸經)의 유혈(俞穴)

[취 혈 법] 제4 요추(腰椎) 극돌기(棘突起) 하함중의 요양관(腰陽關) 외방 1.5촌에 취한다.
[자 침 법] 直刺 0.5~0.8寸, 灸

26) 관원유(關元俞) BL-26

[취 혈 법] 제5 요추(腰椎) 극돌기(棘突起) 하함중(下陷中) 외방 1.5촌에 취한다.
[자 침 법] 直刺 0.5~0.8寸, 灸

27) 소장유(小腸俞) BL-27 소장경(小腸經)의 유혈(俞穴)

[취 혈 법] 제1 후천골공(後薦骨孔) 외측(外側)으로 정중천골릉(正中薦骨稜) 외방 1.5촌에
취한다.
[자 침 법] 直刺 0.5~0.8寸, 灸

28) 방광유(膀胱俞) BL-28 방광경(膀胱經)의 유혈(俞穴)

[취 혈 법] 제2 후천골공(後薦骨孔) 외측(外側)으로 정중천골릉(正中薦骨稜) 외방 1.5촌에
취한다.
[자 침 법] 直刺 0.5~0.8寸, 灸

29) 중려유(中膂俞) BL-29

[취 혈 법]   제3 후천골공(後薦骨孔) 외측(外側)으로 정중천골릉(正中薦骨稜) 외방(外方)
         1.5촌에 취한다.
[자 침 법]   直刺 0.5~0.8寸, 灸

30) 백환유(白環俞) BL-30

[취 혈 법]   제4 후천골공(後薦骨孔) 외측으로 정중천골릉(正中薦骨稜) 외방 1.5촌에 취한다.
[자 침 법]   直刺 0.5~0.8寸, 灸

31) 상료(上髎) BL-31

[취 혈 법]   상후장골극(上後腸骨棘)과 후정중선(後正中線) 사이 제1 후천골공 중앙(中央)
         함중(陷中)에 취한다.
[자 침 법]   直刺 0.5~1.5寸, 灸

32) 차료(次髎) BL-32

[취 혈 법]   상후장골극(上後腸骨棘) 내하방(內下方), 제2 후천골공(後薦骨孔) 중앙(中央)
         함중(陷中)에 취한다.
[자 침 법]   直刺 0.5~1.5寸, 灸

33) 중료(中髎) BL-33

[취 혈 법]   차료(次髎) 아래로 제3 후천골공(後薦骨孔) 중앙(中央) 함중(陷中)에 취한다.
[자 침 법]   直刺 0.5~1.5寸, 灸

34) 하료(下髎) BL-34

[취 혈 법]   중료(中髎) 아래로 제4 후천골공(後薦骨孔) 중앙(中央) 함중(陷中)에 취한다.
[자 침 법]   直刺 0.5~1.5寸, 灸

35) 회양(會陽) BL-35

[취 혈 법]   미골(尾骨) 하단(下端) 외방(外方) 0.5촌에 취한다.
[자 침 법]   直刺 0.5~0.8寸, 灸

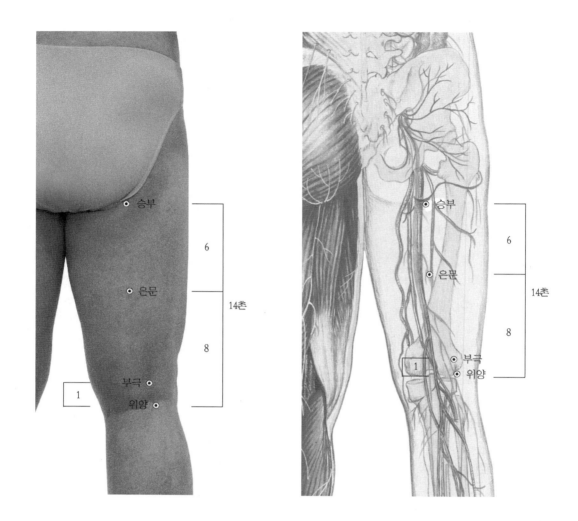

36) 승부(承扶) BL-36

[취 혈 법] 위중(委中) 직상(直上)으로 둔하횡문(臀下橫紋) 중점(中點)에 취한다.
[자 침 법] 直刺 0.5~0.8寸, 灸

37) 은문(殷門) BL-37

[취 혈 법]　승부(承扶)와 위중(委中)을 이은 선에서 승부 하 6촌으로 반건양근(半腱樣筋)과
　　　　　　대퇴이두근(大腿二頭筋) 사이 함중(陷中)에 취한다.

[자 침 법]　直刺 0.5~0.8寸, 灸

38) 부극(浮郄) BL-38

[취 혈 법]　슬와횡문(膝窩橫紋) 외측(外側)의 위양(委陽) 상 1촌으로
　　　　　　대퇴이두근(大腿二頭筋) 내연(內緣)에 취한다.

[자 침 법]　直刺 0.3~0.5寸, 灸

39) 위양(委陽) BL-39 삼초(三焦)의 하합혈(下合穴)

[취 혈 법]　위중(委中) 외방 1촌, 부극(浮郄) 직하(直下) 1촌으로 대퇴이두근(大腿二頭筋)
　　　　　　내연(內緣)에 취한다.

[자 침 법]　直刺 0.3~0.5寸, 禁灸

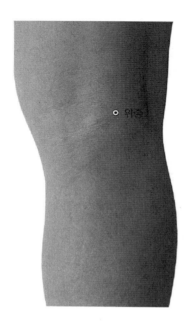

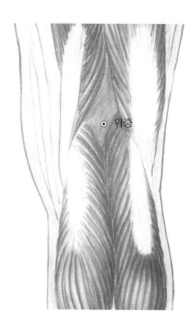

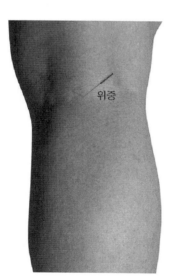

40) 위중(委中) BL-40 합토혈(合土穴) 방광(膀胱)의 하합혈(下合穴) 사총혈(四總穴) – 요배(腰背)

[취 혈 법] 슬와횡문(膝窩橫紋) 정중앙(正中央)에 취한다.

[자 침 법] 直刺 0.3~0.5寸 혹 삼릉침(三稜鍼) 點刺出血, 禁灸

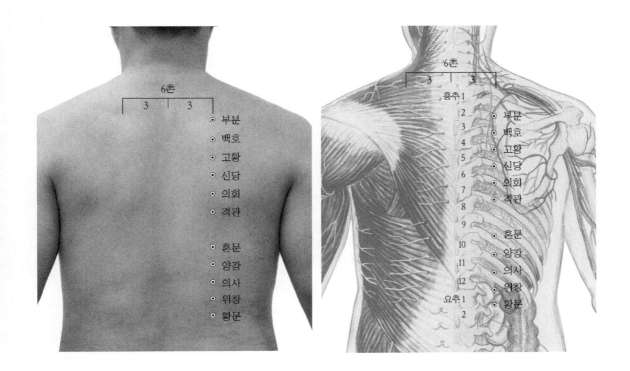

6촌	
3	3

부분
백호
고황
신당
의회
격관

혼문
양강
의사
위창
황문

흉추 1
2
3
4
5
6
7
8
9
10
11
12
요추 1
2

부분
백호
고황
신당
의회
격관

혼문
양강
의사
위창
황문

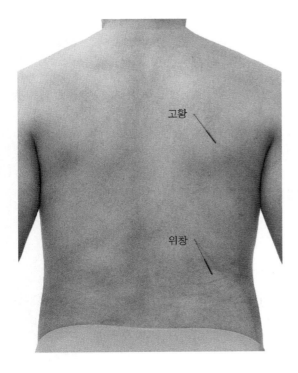

고황

위창

41) 부분(附分) BL-41

[취 혈 법] 제2 흉추 극돌기(棘突起) 하함중(下陷中) 외방 3촌에 취한다.
[자 침 법] 直刺 0.3~0.5寸, 灸

42) 백호(魄戶) BL-42

[취 혈 법] 제3 흉추(胸椎) 극돌기(棘突起) 하함중(下陷中)의 신주(身柱) 외방 3촌에 취한다.
[자 침 법] 直刺 0.3~0.5寸, 灸

43) 고황(膏肓) BL-43

[취 혈 법] 제4 흉추(胸椎) 극돌기(棘突起) 하함중(下陷中) 외방 3촌에 취한다.
[자 침 법] 直刺 0.3~0.5寸, 灸

44) 신당(神堂) BL-44

[취 혈 법] 제5 흉추(胸椎) 극돌기(棘突起) 하함중(下陷中)의 신도(神道) 외방 3촌에 취한다.
[자 침 법] 直刺 0.3~0.5寸, 灸

45) 의희(譩譆) BL-45

[취 혈 법] 제6 흉추(胸椎) 극돌기(棘突起) 하함중(下陷中)의 영대(靈臺) 외방 3촌에 취한다.
[자 침 법] 直刺 0.3~0.5寸, 灸

46) 격관(膈關) BL-46

[취 혈 법] 제7 흉추(胸椎) 극돌기(棘突起) 하함중(下陷中)의 지양(至陽) 외방 3촌에 취한다.
[자 침 법] 直刺 0.3~0.5寸, 灸

47) 혼문(魂門) BL-47

[취 혈 법] 제9 흉추(胸椎) 극돌기(棘突起) 하함중(下陷中)의 근축(筋縮) 외방 3촌에 취한다.
[자 침 법] 直刺 0.3~0.5寸, 灸

48) 양강(陽綱) BL-48

[취 혈 법] 제10 흉추(胸椎) 극돌기(棘突起) 하함중(下陷中)의 중추(中樞) 외방 3촌에 취한다.
[자 침 법] 直刺 0.3~0.5寸, 灸

49) 의사(意舍) BL-49

[취 혈 법] 제11 흉추(胸椎) 극돌기(棘突起) 하함중(下陷中)의 척중(脊中) 외방 3촌에 취한다.
[자 침 법] 直刺 0.3~0.5寸, 灸

50) 위창(胃倉) BL-50

[취 혈 법] 제12 흉추(胸椎) 극돌기(棘突起) 하함중(下陷中) 외방 3촌에 취한다.
[자 침 법] 直刺 0.3~0.5寸, 灸

51) 황문(肓門) BL-51

[취 혈 법] 제1 요추(腰椎) 극돌기(棘突起) 하함중(下陷中)의 현추(懸樞) 외방 3촌에 취한다.
[자 침 법] 直刺 0.3~0.5寸, 灸

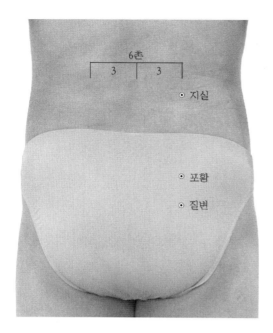

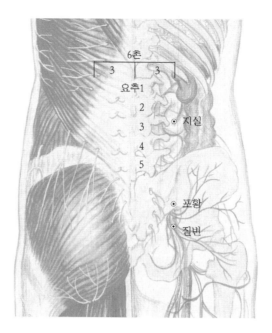

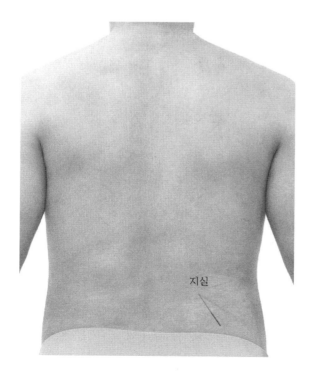

52) 지실(志室) BL-52

[취 혈 법]   제2 요추(腰椎) 극돌기(棘突起) 하함중(下陷中)의 명문(命門) 외방 3촌에 취한다.
[자 침 법]   直刺 0.3~0.5寸, 灸

53) 포황(胞肓) BL-53

[취 혈 법]   제2 후천골공(後薦骨孔) 외측(外側)으로 정중천골릉(正中薦骨稜) 외방 3촌에
            취한다.
[자 침 법]   直刺 0.5~0.8寸, 灸

54) 질변(秩邊) BL-54

[취 혈 법]   제4 후천골공(後薦骨孔) 외측(外側)으로 정중천골릉(正中薦骨稜) 외방 3촌에
            취한다.
[자 침 법]   直刺 1.5~3.5寸, 灸

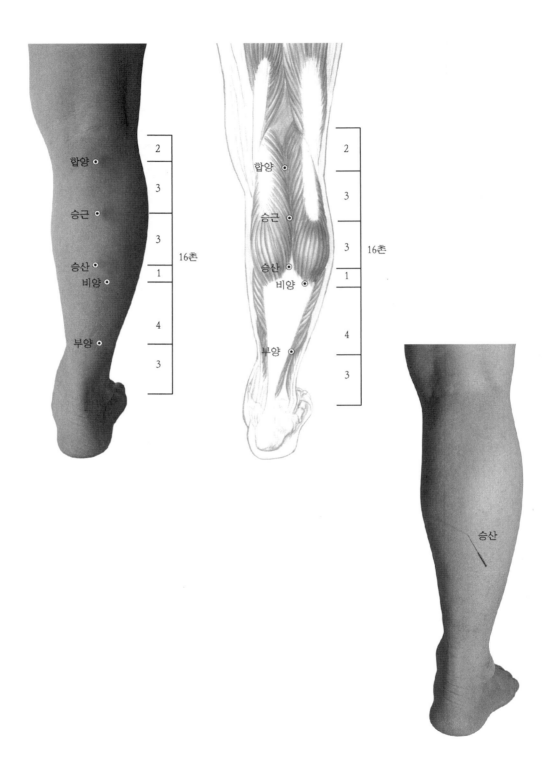

55) 합양(合陽) BL-55

[취 혈 법] 위중(委中)과 외과첨(外踝尖) 수평선의 아킬레스건 후연을 이은 선에서 위중
직하(直下) 2촌에 취한다.

[자 침 법] 直刺 0.5~0.8寸, 灸

56) 승근(承筋) BL-56

[취 혈 법] 위중(委中)과 외과첨(外踝尖) 수평선의 아킬레스건 후연을 이은 선에서 위중
직하(直下) 5촌으로 비복근(腓腹筋) 내 · 외측(內 · 外側) 사이 함중(陷中)에
취한다.

[자 침 법] 直刺 0.5~0.8寸, 灸

57) 승산(承山) BL-57

[취 혈 법] 위중(委中)과 외과첨(外踝尖) 수평선의 아킬레스건 후연을 이은 선에서 위중
직하(直下) 8촌에 취한다.

[자 침 법] 直刺 0.5~0.8寸, 灸

58) 비양(飛揚) BL-58 낙혈(絡穴)

[취 혈 법] 위양(委陽)과 곤륜(崑崙)을 이은 선에서 곤륜 상 7촌에 취한다.

[자 침 법] 直刺 0.5~0.8寸, 灸

59) 부양(跗陽) BL-59 양교맥(陽蹻脈)의 극혈(郄穴)

[취 혈 법] 위양(委陽)과 곤륜(崑崙)을 이은 선에서 곤륜 상 3촌의 비골후연(腓骨後緣)에
취한다.

[자 침 법] 直刺 0.5~0.8寸, 灸

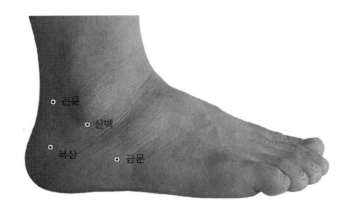

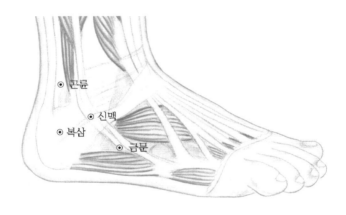

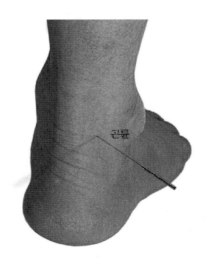

60) 곤륜(崑崙) BL-60 경화혈(經火穴)

[취 혈 법] 외과후연(外踝後緣)과 아킬레스건 중간(中間) 함중(陷中)에 취한다.
[자 침 법] 直刺 0.3~0.5寸, 灸

61) 복삼(僕參) BL-61

[취 혈 법] 곤륜(崑崙)과 족저(足底) 사이 적백육제(赤白肉際)의 함중(陷中)에 취한다.
[자 침 법] 直刺 0.1~0.3寸, 灸

62) 신맥(申脈) BL-62 팔맥교회혈(八脈交會穴)-양교맥(陽蹻脈)

[취 혈 법] 외과하연(外踝下緣)과 종골(踵骨) 사이 함중(陷中)에 취한다.
[자 침 법] 直刺 0.1~0.3寸, 灸

63) 금문(金門) BL-63 극혈(郄穴)

[취 혈 법] 족배외측(足背外側) 제5 지(趾) 중족골조면(中足骨粗面) 후측(後側)과 입방골(立方骨) 전하측(前下側) 사이 함중(陷中)에 취한다.
[자 침 법] 直刺 0.1~0.3寸, 灸

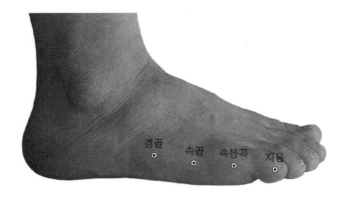

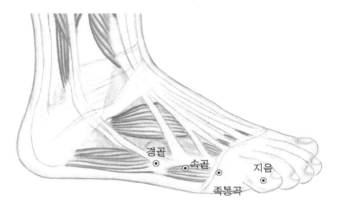

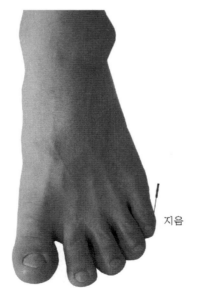

64) 경골(京骨) BL-64 원혈(原穴)

[취 혈 법]   족배외측(足背外側) 제5 지(趾) 외측(外側) 중족골저(中足骨底) 전함중(前陷中)
　　　　　적백육제(赤白肉際)에 취한다.

[자 침 법]   直刺 0.1~0.3寸, 灸

65) 속골(束骨) BL-65 수목혈(輸木穴)

[취 혈 법]   족배외측(足背外側) 제5 지(趾) 외측(外側) 중족골두(中足骨頭) 후함중(後陷中)
　　　　　적백육제(赤白肉際)에 취한다.

[자 침 법]   直刺 0.1~0.3寸, 灸

66) 족통곡(足通谷) BL-66 형수혈(滎水穴)

[취 혈 법]   족배외측(足背外側) 제5 지(趾) 외측(外側) 기절골저(基節骨底) 전함중(前陷中)
　　　　　적백육제(赤白肉際)에 취한다.

[자 침 법]   直刺 0.1~0.3寸, 灸

67) 지음(至陰) BL-67 정금혈(井金穴)

[취 혈 법]   족배외측(足背外側) 제5 지(趾) 조갑근각(爪甲根角) 옆 0.1촌에 취한다.

[자 침 법]   直刺 0.1寸, 灸

족태양방광경 소속경혈의 취혈자침

경 혈		취 혈	자 침	주 치
BL-01	정명(睛明)	목내자(目內眥)에서 0.1촌 내상방 함중(陷中)에 취한다.	환자는 눈을 감게 하고 손으로 안구를 바깥쪽으로 밀고 안광(眼眶)을 따라 자침한다. 0.1~0.3寸, 禁灸	모든 눈병에 응용
BL-02	찬죽(攢竹)	인당(印堂) 양방(兩傍)의 눈썹 내측단(內側端) 함중(陷中)으로 정명(睛明) 직상(直上)에 취한다.	直刺 0.1~0.3寸 禁灸	안질환(眼疾患) 백예(白翳) 야맹(夜盲) 시력저하(視力低下) 누액과다(淚液過多) 각막염(角膜炎)
BL-03	미충(眉衝)	찬죽(攢竹) 직상(直上)의 전발제(前髮際) 상 0.5촌으로 신정(神庭)과 곡차(曲差) 사이의 중점(中點)에 취한다.	直刺 0.1~0.3寸, 灸	오간(五癎) 두통(頭痛) 현훈(眩暈) 안병(眼病) 비염(鼻炎) 뉵혈(衄血)
BL-04	곡차(曲差)	전발제(前髮際) 상 0.5촌의 신정(神庭) 외방 1.5촌에 취한다.	直刺 0.1~ 0.3寸, 灸	두통(頭痛) 비색(鼻塞) 현훈(眩暈) 뉵혈(衄血) 안면신경통(顏面神經痛) 시력저하(視力低下) 경항강직(頸項强直)
BL-05	오처(五處)	전발제 상 1촌의 상성(上星)에서 외방 1.5촌에 취한다.	直刺 0.1~0.3寸, 灸	두통(頭痛) 발열(發熱) 현훈(眩暈) 비염(鼻炎) 시력저하(視力低下) 전간(癲癎)
BL-06	승광(承光)	전발제(前髮際) 상 2.5촌에서 두정중선 외방 1.5촌에 취한다.	直刺0.1~0.3寸, 灸	두통(頭痛) 현훈(眩暈) 비색다체(鼻塞多涕) 무후각(無嗅覺) 감기(感氣) 백예(白翳) 각막염(角膜炎) 안구통(眼球痛)
BL-07	통천(通天)	전발제(前髮際) 상 4촌에서 두정중선 외방 외방 1.5촌에 취한다.	直刺 0.1~0.3寸, 灸	두통(頭痛) 뉵혈(衄血) 비염(鼻炎) 무후각(無嗅覺) 안면신경통(顏面神經痛)
BL-08	낙각(絡却)	전발제 상 5.5촌에서 두정중선 외방(外方) 1.5촌에 취한다.	直刺 0.1~0.3寸, 灸	이명(耳鳴) 후두통(後頭痛) 구토(嘔吐) 전광(癲狂) 현훈(眩暈) 이명(耳鳴)
BL-09	옥침(玉枕)	외후두융기(外後頭隆起) 상연(上緣)의 뇌호(腦戶) 외방 1.3촌에 취한다.	直刺 0.1~0.3寸, 灸	안구통(眼球痛) 현훈(眩暈) 구토(嘔吐) 후두통(後頭痛) 비색(鼻塞) 뇌빈혈(腦貧血)
BL-10	천주(天柱)	제1·2 경추(頸椎) 사이인 아문(瘂門) 외방 1.3촌에 취한다.	直刺 0.3~0.5寸, 灸	두통(頭痛) 고혈압(高血壓) 견갑통(肩胛痛) 항강(項强) 정신병(精神病) 편두통(偏頭痛) 회고불능(回顧不能) 후두통(後頭痛) 히스테리

경 혈		취 혈	자 침	주 치
두항부(頭項部) : 머리 · 뒷목 · 눈 · 코질환, 정신질환				
BL−11	대저(大杼)	제1 흉추 극돌기 하함중의 도도(陶道) 외방 1.5촌에 취한다.	直刺 0.3~0.5寸, 灸	폐질환(肺疾患) 늑막염(肋膜炎) 두통(頭痛) 기관지염(氣管支炎) 전간(癲癇) 감기(感氣) 견배통(肩背痛)
BL−12	풍문(風門)	제2 흉추 극돌기 하함중 외방 1.5촌에 취한다.	直刺 0.3~0.5寸, 灸	유행성감기(流行性感氣) 폐렴(肺炎) 발열(發熱) 두통(頭痛) 해수(咳嗽)
BL−13	폐유(肺俞)	제3 흉추 극돌기 하함중의 신주(身柱) 외방 1.5촌에 취한다.	直刺 0.3~0.5寸, 灸	폐질환(肺疾患) 폐결핵(肺結核) 폐염(肺炎) 기관지염(氣管支炎) 천식(喘息) 해수(咳嗽) 폐출혈(肺出血) 피부질환(皮膚疾患) 소화불량(消化不良)
BL−14	궐음유(厥陰俞)	제4 흉추 극돌기 하함중(下陷中) 외방 1.5촌에 취한다.	直刺 0.3~0.5寸, 灸	심통(心痛) 빈맥(頻脈) 흉민(胸悶) 불안(不安) 전간(癲癇) 해수(咳嗽) 구토(嘔吐) 치통(齒痛)
BL−15	심유(心俞)	제5 흉추 극돌기 하함중의 신도(神道) 외방 1.5촌에 취한다.	直刺 0.3~0.5寸, 灸	부정맥(不整脈) 정신분열증(精神分裂症) 심번(心煩) 협심증(狹心症) 동계(動悸) 전간(癲癇) 폐결핵(肺結核) 구토(嘔吐) 위출혈(胃出血) 신경쇠약(神經衰弱)
BL−16	독유(督俞)	제6 흉추 극돌기 하함중의 영대(靈臺) 외방 1.5촌에 취한다.	直刺 0.3~0.5寸, 灸	심내막염(心內膜炎) 심통(心痛) 위염(胃炎) 장염(腸炎) 복통(腹痛) 기관지염(氣管支炎) 늑간신경통(肋間神經痛) 딸꾹질 장명(腸鳴) 오한발열(惡寒發熱)
BL−17	격유(膈俞)	제7 흉추 극돌기 하함중의 지양(至陽) 외방 1.5촌에 취한다.	直刺 0.3~0.5寸, 灸	위통(胃痛) 위염(胃炎) 식도마비(食道麻痺) 식도협착(食道狹窄) 기관지염(氣管支炎) 횡격막경련(橫膈膜痙攣) 구토(嘔吐) 늑막염(肋膜炎) 폐결핵(肺結核)
제1흉추~제7흉추 제1선 : 심 · 폐질환 위주				
BL−18	간유(肝俞)	제9 흉추 극돌기 하함중의 근축(筋縮) 외방 1.5촌에 취한다.	直刺 0.3~0.5寸, 灸	간병(肝病) 황달(黃疸) 만성위염(慢性胃炎) 급만성간염(急慢性肝炎) 위확장(胃擴張) 위경련(胃痙攣) 위출혈(胃出血) 신경쇠약(神經衰弱) 야맹(夜盲) 늑간신경통(肋間神經痛)

경 혈		취 혈	자 침	주 치
BL-19	담유(膽俞)	제10 흉추 극돌기 하함중의 중추(中樞) 외방 1.5촌에 취한다.	直刺 0.3~0.5寸, 灸	담석증(膽石症) 급만성간염(急慢性肝炎) 소화불량(消化不良) 황달(黃疸) 위염(胃炎) 늑막염(肋膜炎) 늑간신경통(肋間神經痛) 두통(頭痛)
BL-20	비유(脾俞)	제11 흉추 극돌기 하함중의 척중(脊中) 외방 1.5촌에 취한다.	直刺 0.3~0.5寸, 灸	소화불량(消化不良) 만성위염(慢性胃炎) 만성장염(慢性腸炎) 구토(嘔吐) 습진(濕疹) 위하수(胃下垂) 당뇨병(糖尿病) 부종(浮腫)
BL-21	위유(胃俞)	제12 흉추 극돌기 하함중(下陷中) 외방 1.5촌에 취한다.	直刺 0.3~0.5寸, 灸	위확장(胃擴張) 위하수(胃下垂) 장염(腸炎) 위산과다(胃酸過多) 위산과소(胃酸過少) 위궤양(胃潰瘍) 위경련(胃痙攣) 간염(肝炎) 소화불량(消化不良)
BL-22	삼초유 (三焦俞)	제1 요추 극돌기 하함중의 현추(懸樞) 외방 1.5촌에 취한다.	直刺 0.3~0.5寸, 灸	식욕부진(食慾不振) 신경쇠약(神經衰弱) 장염(腸炎) 신장염(腎臟炎) 위경련(胃痙攣) 구토(嘔吐) 복부동계(腹部動悸) 음위(陰萎) 야뇨증(夜尿症)
제9흉추~제1요추 제1선 : 위장질환위주, 흉폐질환은 次證				
BL-23	신유(腎俞)	제2 요추 극돌기 하함중의 명문(命門) 외방 1.5촌에 취한다.	直刺 0.3~0.5寸, 灸	신장염(腎臟炎) 요통(腰痛) 음위(陰萎) 유정(遺精) 조루(早漏) 대하(帶下) 당뇨병(糖尿病) 월경불순(月經不順) 자궁제질환(子宮諸疾患) 비뇨생식기제질환(泌尿生殖器諸疾患)
BL-24	기해유 (氣海俞)	제3 요추 극돌기 하함중 외방 1.5촌에 취한다.	直刺 0.3~0.5寸, 灸	요통(腰痛) 음위(陰萎) 장경련(腸痙攣) 척추마목(脊椎麻木) 배뇨장애(排尿障碍) 치질(痔疾) 변비(便秘)
BL-25	대장유 (大腸俞)	제4 요추 극돌기 하함중의 요양관(腰陽關) 외방 1.5촌에 취한다.	直刺 0.5~0.8寸, 灸	장염(腸炎) 장출혈(腸出血) 변비(便秘) 장뇌명(腸雷鳴) 설사(泄瀉) 치질(痔疾) 맹장염(盲腸炎) 탈항(脫肛) 복통(腹痛) 요신경통(腰神經痛)

경 혈		취 혈	자 침	주 치
BL-26	관원유 (關元俞)	제5 요추 극돌기 하함중 외방 1.5촌에 취한다.	直刺 0.5~0.8寸, 灸	음위(陰萎) 야뇨증(夜尿症) 당뇨병(糖尿病) 만성장염(慢性腸炎) 자궁염(子宮炎)
BL-27	소장유 (小腸俞)	제1 후천골공 외측으로 정중천골릉 외방 1.5촌에 취한다.	直刺 0.5~0.8寸, 灸	장염(腸炎) 장산통(腸疝痛) 설사(泄瀉) 변비(便秘) 치질(痔疾) 혈뇨(血尿) 유뇨(遺尿) 임질(淋疾) 자궁내막염(子宮內膜炎) 대하(帶下) 요실금(尿失禁) 천장관절질환(薦腸關節疾患)
BL-28	방광유 (膀胱俞)	제2 후천골공 외측으로 정중천골릉 외방 1.5촌에 취한다.	直刺 0.5~0.8寸, 灸	방광염(膀胱炎) 요신경통(腰神經痛) 요도염(尿道炎) 자궁염(子宮炎) 임질(淋疾) 유뇨(遺尿) 당뇨병(糖尿病)
BL-29	중려유 (中膂俞)	제3 후천골공 외측으로 정중천골릉 외방 1.5촌에 취한다.	直刺 0.5~0.8寸, 灸	요통(腰痛) 좌골신경통(坐骨神經痛) 장산통(腸疝痛) 복막염(腹膜炎)
BL-30	백환유 (白環俞)	제4 후천골공 외측으로 정중천골릉 외방 1.5촌에 취한다.	直刺 0.5~0.8寸, 灸	변비(便秘) 좌골신경통(坐骨神經痛) 항문근경련(肛門筋痙攣) 대하(帶下) 월경불순(月經不順) 유정(遺精) 설사(泄瀉) 요폐(尿閉)
BL-31	상료(上膠)	상후장골극(上後腸骨棘)과 후정중선(後正中線) 사이 제1 후천골공 중앙(中央) 함중(陷中) 에 취한다.	直刺 0.5~1.5寸, 灸	임질(淋疾) 고환염(睾丸炎) 난소염(卵巢炎) 변비(便秘) 요폐(尿閉) 월경불순(月經不順) 불임증(不姙症) 자궁내막염(子宮內膜炎) 좌골신경통(坐骨神經痛) 대하(帶下)
BL-32	차료(次膠)	상후장골극 내하방(內下方), 제2 후천골공 중앙(中央) 함중(陷中) 에 취한다.	直刺 0.5~1.5寸, 灸	불임증(不姙症) 자궁내질환(子宮內疾患) 부인병(婦人病)에 특효, 주로 남녀생식기질환에 응용하며 상료(上膠)와 같다.
BL-33	중료(中膠)	차료(次膠) 아래로 제3 후천골공 중앙(中央) 함중(陷中)에 취한다.	直刺 0.5~1.5寸, 灸	상료(上膠)와 동일
BL-34	하료(下膠)	중료 아래로 제4 후천골공 중앙(中央) 함중(陷中)에 취한다.	直刺 0.5~1.5寸, 灸	상료(上膠)와 동일
BL-35	회양(會陽)	미골(尾骨) 하단(下端) 외방(外方) 0.5촌에 취한다.	直刺 0.5~0.8寸, 灸	장염(腸炎) 만성치질(慢性痔疾) 요통(腰痛) 장출혈(腸出血) 좌골신경통(坐骨神經痛)

제2요추~둔부 제1선 : 장질환, 부인과질환, 비뇨생식기 질환

경 혈		취 혈	자 침	주 치
BL-36	승부(承扶)	위중(委中) 직상(直上)으로 둔하횡문(臀下橫紋) 중점에 취한다.	直刺 0.5~0.8寸, 灸	좌골신경통(坐骨神經痛) 치질(痔疾) 변비(便秘) 소변불리(小便不利) 소아마비후유증(小兒麻痺後遺症)
BL-37	은문(殷門)	승부(承扶)와 위중(委中)의 연결선에서 승부 하 6촌으로 반건양근(半腱樣筋)과 대퇴이두근(大腿二頭筋) 사이 함중(陷中)에 취한다.	直刺 0.5~0.8寸, 灸	좌골신경통(坐骨神經痛) 각통(脚痛) 대퇴부통(大腿部痛) 하지위비(下肢痿痺)
BL-38	부극(浮郄)	슬와횡문(膝窩橫紋) 외측(外側) 위양(委陽) 상 1촌으로 대퇴이두근(大腿二頭筋) 내연(內緣)에 취한다.	直刺 0.3~0.5, 灸	방광염(膀胱炎) 요폐(尿閉) 장염(腸炎) 곽란전근(霍亂轉筋) 둔고마목(臀股麻木) 괵근연급(膕筋攣急)
BL-39	위양(委陽)	위중(委中) 외방(外方) 1촌, 부극(浮郄) 직하(直下) 1촌에 취한다.	直刺 0.3~0.5寸,禁灸	요척강통(腰脊强痛) 소변불리(小便不利) 비복근경련(腓腹筋痙攣) 신장염(腎臟炎) 방광염(膀胱炎) 전간(癲癇) 퇴족통(腿足痛)
BL-40	위중(委中)	슬와횡문(膝窩橫紋) 정중앙에 취한다.	直刺 0.3~0.5寸 혹 삼릉침(三稜鍼) 點刺出血, 禁灸	요배통(腰背痛) 좌골신경통(坐骨神經痛) 슬관절염(膝關節炎) 반신불수(半身不遂) 방광염(膀胱炎) 토사(吐瀉) 급성요부염좌(急性腰部捻挫)에 삼릉침(三稜鍼)으로 사혈(瀉血)

오금이하 : 국부 질환, 장질환

경 혈		취 혈	자 침	주 치
BL-41	부분(附分)	제2 흉추 극돌기(棘突起) 하함중(下陷中) 외방 3촌으로 견갑골(肩胛骨) 내연(內緣)에 취한다.	直刺 0.3~0.5寸, 灸	경항부신경통(頸項部神經痛) 주비불인(肘臂不仁) 상완신경통(上腕神經痛) 늑간신경통(肋間神經痛)
BL-42	백호(魄戶)	제3 흉추 극돌기 하함중의 신주(身柱) 외방 3촌에 취한다.	直刺 0.3~0.5寸, 灸	폐결핵(肺結核) 기관지염(氣管支炎) 늑막염(肋膜炎) 천식(喘息) 견배통(肩背痛) 상박부신경경련(上膊部神經痙攣)
BL-43	고황(膏肓)	제4 흉추(胸椎) 극돌기(棘突起) 하함중(下陷中) 외방 3촌에 취한다.	直刺 0.3~0.5寸, 灸	기관지염(氣管支炎) 신경쇠약(神經衰弱) 폐결핵(肺結核) 몽정(夢精) 실정(失精) 도한(盜汗) 소화불량(消化不良) 구토(嘔吐) 늑막염(肋膜炎) 식욕부진(食慾不振) 고방(古方)에는 백병에 효과가 있다고 함(百病皆效)

경 혈		취 혈	자 침	주 치
BL-44	신당(神堂)	제5 흉추(胸椎) 극돌기(棘突起) 하함중(下陷中)의 신도(神道) 외방 3촌에 취한다.	直刺 0.3~0.5寸, 灸	정신질환(精神疾患) 기관지염(氣管支炎) 심장병(心臟病) 천식(喘息) 견배통(肩背痛) 늑간신경통(肋間神經痛)
BL-45	의희(譩譆)	제6 흉추(胸椎) 극돌기(棘突起) 하함중(下陷中)의 영대(靈臺) 외방 3촌에 취한다.	直刺 0.3~0.5寸, 灸	심장병(心臟病) 실신(失神) 폐결핵(肺結核) 늑막염(肋膜炎) 늑간신경통(肋間神經痛) 흉배신경통(胸背神經痛) 도한(盜汗) 간헐열(間歇熱) 헛웃음
BL-46	격관(膈關)	제7 흉추(胸椎) 극돌기(棘突起) 하함중(下陷中)의 지양(至陽) 외방 3촌에 취한다.	直刺 0.3~0.5寸, 灸	소화불량(消化不良) 식도협착(食道狹窄) 구토(嘔吐) 위출혈(胃出血) 척배통(脊背痛) 늑간신경통(肋間神經痛) 늑막염(肋膜炎) 애역(呃逆) 장염(腸炎)

제1~제7흉추 제2행 : 흉 · 폐질환

경 혈		취 혈	자 침	주 치
BL-47	혼문(魂門)	제9 흉추(胸椎) 극돌기(棘突起) 하함중(下陷中)의 근축(筋縮) 외방 3촌에 취한다.	直刺 0.3~0.5寸, 灸	기절(氣絕) 흉협통(胸脇痛) 간장염(肝臟炎) 심내막염(心內膜炎) 장염(腸炎) 늑막염(肋膜炎) 위경련(胃痙攣) 소화불량(消化不良) 식욕부진(食慾不振)
BL-48	양강(陽綱)	제10 흉추 극돌기 하함중의 중추(中樞) 외방 3촌에 취한다.	直刺 0.3~0.5寸, 灸	간장염(肝臟炎) 담낭염(膽囊炎) 위염(胃炎) 늑막염(肋膜炎) 심내막염(心內膜炎)
BL-49	의사(意舍)	제11 흉추 극돌기 하함중의 척중(脊中) 외방 3촌에 취한다.	直刺 0.3~0.5寸, 灸	간장병(肝臟病) 황달(黃疸) 위경련(胃痙攣) 소화불량(消化不良) 심내막염(心內膜炎) 소갈(消渴) 늑막염(肋膜炎) 장뇌명(腸雷鳴) 식욕부진(食慾不振)
BL-50	위창(胃倉)	제12 흉추 극돌기 하함중 외방 3촌에 취한다.	直刺 0.3~0.5寸, 灸	소화불량(消化不良) 위염(胃炎) 복창(腹脹) 복수(腹水) 구토(嘔吐) 변비(便秘) 배신경통(背神經痛)
BL-51	황문(肓門)	제1 요추 극돌기 하함중의 현추(懸樞) 외방 3촌에 취한다.	直刺 0.3~0.5寸, 灸	생식기질환(生殖器疾患) 신장염(腎臟炎) 임질(淋疾) 유정(遺精) 음문농종(陰門膿腫) 소화불량(消化不良) 상복통(上腹痛) 유선염(乳腺炎) 변비(便秘)

제9흉추~제1요추 제2행 : 위 · 장질환

경 혈		취 혈	자 침	주 치
BL-52	지실(志室)	제2 요추 극돌기 하함중의 명문(命門) 외방 3촌에 취한다.	直刺 0.3~0.5寸, 灸	성욕감퇴(性慾減退) 전립선염(前立腺炎) 유정(遺精) 소변불리(小便不利) 신장염(腎臟炎) 척요통(脊腰痛)
BL-53	포황(胞肓)	제2 후천골공 외측으로 정중천골릉 외방 3촌에 취한다.	直刺 0.5~0.8寸, 灸	방광염(膀胱炎) 전립선염(前立腺炎) 고환염(睾丸炎) 자궁염(子宮炎) 요폐(尿閉) 임질(淋疾) 변비(便秘) 장염(腸炎) 좌골신경통(坐骨神經痛)
BL-54	질변(秩邊)	제4 후천골공 외측으로 정중천골릉 외방 3촌에 취한다.	直刺 1.5~3.5寸, 灸	방광염(膀胱炎) 치질(痔疾) 요통(腰痛) 좌골신경통(坐骨神經痛) 변비(便秘) 소변불리(小便不利) 선골통(仙骨痛)
제2요추~제4천골 제2행 : 장질환, 부인과질환, 비뇨생식기 질환				
BL-55	합양(合陽)	위중(委中)과 외과첨 수평선의 아킬레스건 후연을 이은 선에서 위중 직하(直下) 2촌에 취한다.	直刺 0.5~0.8寸, 灸	요통(腰痛) 간질(癎疾) 자궁출혈(子宮出血) 대하(帶下) 복상하통(腹上下痛) 하지동통(下肢疼痛) 장출혈(腸出血)
BL-56	승근(承筋)	위중(委中)과 외과첨 수평선의 아킬레스건 후연을 이은 선에서 위 중 직하(直下) 5촌으로 비복근 내·외측 사이 함중에 취한다.	直刺 0.5~0.8寸, 灸	요배부신경통(腰背部神經痛) 비복부신경통(腓腹部神經痛) 치질(痔疾) 변비(便秘) 곽란전근(霍亂轉筋)
BL-57	승산(承山)	위중(委中)과 외과첨 수평선의 아킬레스건 후연을 이은 선에서 위중 직하(直下) 8촌에 취한다.	直刺 0.5~0.8寸, 灸	각기(脚氣) 비복근경련(腓腹筋痙攣) 탈항(脫肛) 변비(便秘) 치질(痔疾)
BL-58	비양(飛揚)	위양(委陽)과 곤륜(崑崙)을 이은 선에서 곤륜 상 7촌에 취한다.	直刺 0.5~0.8寸, 灸	각기(脚氣) 족관절염(足關節炎) 요통(腰痛) 비복근경련(腓腹筋痙攣) 치질(痔疾) 전간(癲癎) 두통(頭痛)
BL-59	부양(跗陽)	위양(委陽)과 곤륜(崑崙)을 이은 선에서 곤륜 상 3촌의 비골후연(腓骨後緣)에 취한다.	直刺 0.5~0.8寸, 灸	요신경통(腰神經痛) 두중통(頭重痛) 하지마비(下肢麻痺) 토사(吐瀉)
BL-60	곤륜(崑崙)	외과후연(外踝後緣)과 아킬레스건 중간(中間) 함중(陷中)에 취한다.	直刺 0.3~0.5寸, 灸	후두통(後頭痛) 현훈(眩暈) 고혈압(高血壓) 태반체류(胎盤滯留) 두항강통(頭項强痛) 요배신경통(腰背神經痛) 중풍(中風) 좌골신경통(坐骨神經痛) 난산(難産) 슬과관절염(膝踝關節炎) 각기(脚氣) 아킬레스건염(腱炎) 뉵혈(衄血) 오경사(五更瀉)

경 혈		취 혈	자 침	주 치
BL-61	복삼(僕參)	곤륜(崑崙)과 족저(足底) 사이 적백육제(赤白肉際)의 함중(陷中)에 취한다.	直刺 0.1~0.3寸, 灸	요통(腰痛) 족척근마비(足蹠筋麻痹) 비복근마비(腓腹筋麻痹) 각기(脚氣) 아킬레스건염 족근통(足跟痛) 치은염(齒齦炎)
BL-62	신맥(申脈)	외과하연(外踝下緣)과 종골(踵骨) 사이 함중(陷中)에 취한다.	直刺 0.1~0.3寸, 灸	고혈압(高血壓) 견배척통(肩背脊痛) 정신분열증(精神分裂症) 현훈(眩暈) 신경성두통(神經性頭痛) 두중(頭重) 뇌척수막염(腦脊髓膜炎) 두통(頭痛) 족관절염(足關節炎)
BL-63	금문(金門)	족배외측(足背外側) 제5 지(趾) 중족골조면(中足骨粗面) 후측(後側)과 입방골(立方骨) 전하측(前下側) 사이 함중(陷中)에 취한다.	直刺 0.1~0.3寸, 灸	두통(頭痛) 하복통(下腹痛) 소아경풍(小兒驚風) 설사(泄瀉) 전간(癲癇) 이명(耳鳴)
BL-64	경골(京骨)	족배외측(足背外側) 제5 지(趾) 외측(外側) 중족골저(中足骨底) 전함중(前陷中) 적백육제(赤白肉際)에 취한다.	直刺 0.1~0.3寸, 灸	두통(頭痛) 목예(目翳) 요통(腰痛) 슬관절통(膝關節痛) 척주마목(脊柱麻木) 경련(痙攣) 간질(癎疾)
BL-65	속골(束骨)	족배외측(足背外側) 제5 지(趾) 외측 중족골두 후함중 적백육제에 취한다.	直刺 0.1~0.3寸, 灸	두통(頭痛) 후두신경통(後頭神經痛) 이롱(耳聾) 요통(腰痛) 안병(眼病)
BL-66	족통곡 (足通谷)	족배외측(足背外側) 제5 지(趾) 외측 기절골저(基節骨底) 전함중(前陷中) 적백육제(赤白肉際)에 취한다.	直刺 0.1~0.3寸, 灸	전광(癲狂) 구고(口苦) 식불하(食不下) 두통(頭痛) 자궁출혈(子宮出血) 후두부신경통(後頭部神經痛) 뉵혈(衄血) 족관절염(足關節炎)
BL-67	지음(至陰)	족배외측(足背外側) 제5 지(趾) 외측 조갑근각(爪甲根角) 옆 0.1촌에 취한다.	直刺 0.1寸, 灸	태위부정(胎位不正) 난산(難産) 두통(頭痛) 뇌일혈(腦溢血) 족관절염(足關節炎) 유뇨(遺尿) 비색(鼻塞) 뉵혈(衄血) 목예(目翳)

하퇴, 족부 : 두, 항, 목, 비, 배, 요질환, 치질, 정신병, 이상 하퇴질환

주요혈		오수혈(五腧穴)	
원혈(原穴)	경골(京骨)	정금혈(井金穴)	지음(至陰)
낙혈(絡穴)	비양(飛揚)	형수혈(滎水穴)	족통곡(足通谷)
극혈(郄穴)	금문(金門)	수목혈(輸木穴)	속골(束骨)
모혈(募穴)	중극(中極)	경화혈(經火穴)	곤륜(崑崙)
배유혈(背俞穴)	방광유(膀胱俞)	합토혈(合土穴)	위중(委中)

10 족소음신경(足少陰腎經, KI : Kidney Meridian of Foot-Shaoyin)

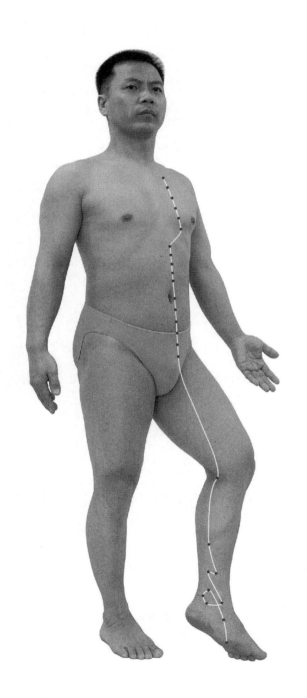

● 족소음신경혈명가결
(足少陰腎經穴名歌訣)
족소음신이십칠(足少陰腎二十七)
용천연곡태계일(湧泉然谷太谿溢)
대종수천통조해(大鐘水泉通照海)
복류교신축빈실(復溜交信築賓實)
음곡슬내근간멱(陰谷膝內筋間覓)
횡골대혁연기혈(橫骨大赫聯氣穴)
사만중주황유극(四滿中注肓俞極)
상행상곡과석관(上行商曲過石關)
음도통곡유문벽(陰都通谷幽門辟)
보랑신봉접영허(步廊神封接靈墟)
신장욱중유부필(神藏彧中俞府畢)

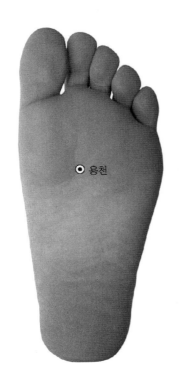 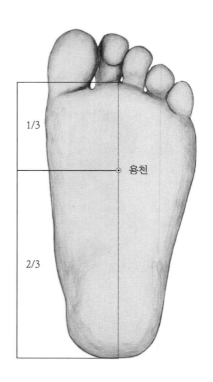

1) 용천(湧泉) KI-01 정목혈(井木穴)

[취 혈 법] 족저(足底), 제2·3 중족골(中足骨) 사이로 발가락을 뺀 발바닥 길이를 3 등분
하여 앞의 1/3 지점 가운데 함중(陷中)에 취한다.

[자 침 법] 直刺 0.3~0.5寸, 灸

2) 연곡(然谷) KI-02 형화혈(滎火穴)

[취 혈 법] 내과(內踝) 하전방(下前方)의 주상골조면(舟狀骨粗面) 하함중(下陷中) 적백육제
(赤白肉際)에 취한다.

[자 침 법] 直刺 0.3~0.5寸, 灸

3) 태계(太谿) KI-03 수토혈(輸土穴) 원혈(原穴)

[취 혈 법] 내과후연(內踝後緣)과 아킬레스건 사이의 함중(陷中)에 취한다.

[자 침 법] 直刺 0.3~0.5寸, 灸

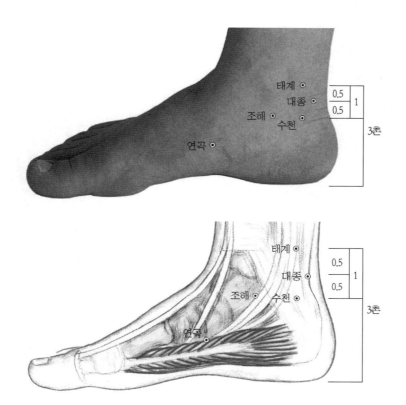

4) 대종(大鐘) KI-04 낙혈(絡穴)

[취 혈 법]　태계(太谿) 하후방 0.5촌으로 아킬레스건 전연(前緣)의 종골(踵骨) 상연(上緣)
　　　　　　함중(陷中)에 취한다.

[자 침 법]　直刺 0.3~0.5寸, 灸

5) 수천(水泉) KI-05 극혈(郄穴)

[취 혈 법]　태계(太谿) 직하 1촌, 종골(踵骨) 융기(隆起)의 전함중(前陷中)에 취한다.

[자 침 법]　直刺 0.1~0.3寸, 灸

6) 조해(照海) KI-06 팔맥교회혈(八脈交會穴)-음교맥(陰蹻脈)

[취 혈 법]　내과첨(內踝尖) 직하, 내과하연(內踝下緣) 하 1촌으로 거골(距骨) 하연(下緣)
　　　　　　함중(陷中)에 취한다.

[자 침 법]　直刺 0.1~0.3寸, 灸

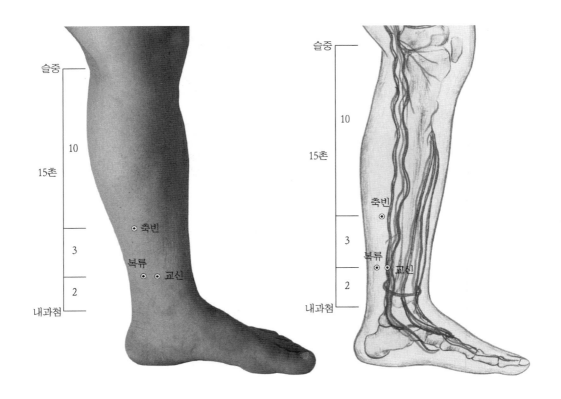

7) 복류(復溜) KI-07 경금혈(經金穴)

[취 혈 법] 태계(太谿)와 음곡(陰谷)을 이은 선에서 태계 직상(直上) 2촌의 아킬레스건
전연(前緣)에 취한다.

[자 침 법] 直刺 0.3~0.5寸, 灸

8) 교신(交信) KI-08 음교맥(陰蹻脈)의 극혈(郄穴)

[취 혈 법] 삼음교(三陰交) 직하 1촌, 내과첨 상 2촌의 경골(脛骨) 내측(內側) 후연(後緣)
으로 복류(復溜) 전방 0.5촌에 취한다.

[자 침 법] 直刺 0.3~0.5寸, 灸

9) 축빈(築賓) KI-09 음유맥(陰維脈)의 기시혈(起始穴) 극혈(郄穴)

[취 혈 법] 태계(太谿)와 음곡(陰谷)을 이은 선에서 태계 직상(直上) 5촌에 취한다.

[자 침 법] 直刺 0.3~0.5寸, 灸

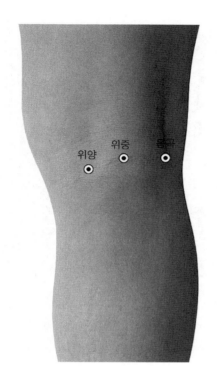

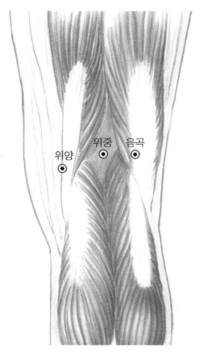

10) 음곡(陰谷) KI-10 합수혈(合水穴)

[취 혈 법] 무릎을 구부리고 힘을 주면
　　　　　슬와횡문(膝窩橫紋)
　　　　　내측(內側)에 나타나는
　　　　　반건양근건(半腱樣筋腱)과
　　　　　반막양근건(半膜樣筋腱)
　　　　　사이 함중(陷中)에 취한다.

[자 침 법] 直刺 0.3∼0.5寸, 灸

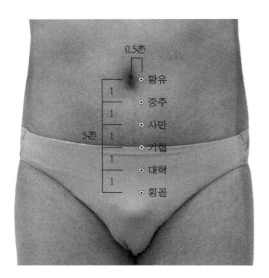

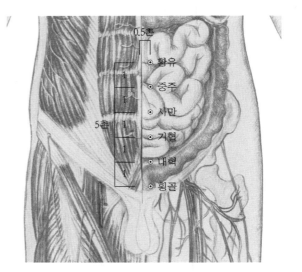

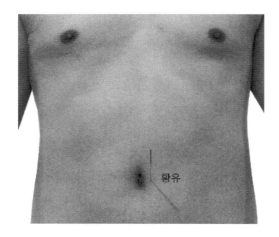

11) 횡골(橫骨) KI-11

[취 혈 법] 제하(臍下) 5촌의 곡골(曲骨) 외방 0.5촌에 취한다.
[자 침 법] 直刺 0.5~1寸

12) 대혁(大赫) KI-12

[취 혈 법] 제하(臍下) 4촌의 중극(中極) 외방 0.5촌에 취한다.
[자 침 법] 直刺 0.5~1, 灸

13) 기혈(氣穴) KI-13

[취 혈 법] 제하(臍下) 3촌의 관원(關元) 외방(外方) 0.5촌에 취한다.
[자 침 법] 直刺 0.5~1寸, 灸

14) 사만(四滿) KI-14

[취 혈 법] 제하(臍下) 2촌의 석문(石門) 외방(外方) 0.5촌에 취한다.
[자 침 법] 直刺 0.5~1寸, 灸

15) 중주(中注) KI-15

[취 혈 법] 제하(臍下) 1촌의 음교(陰交) 외방(外方) 0.5촌에 취한다.
[자 침 법] 直刺 0.5~1寸, 灸

16) 황유(肓俞) KI-16

[취 혈 법] 제중(臍中) 외방(外方) 0.5촌에 취한다.
[자 침 법] 直刺 0.5~1寸, 灸

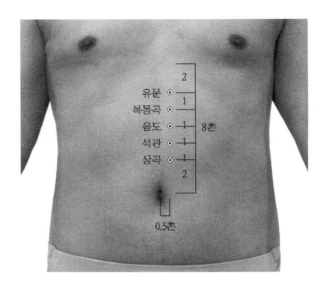

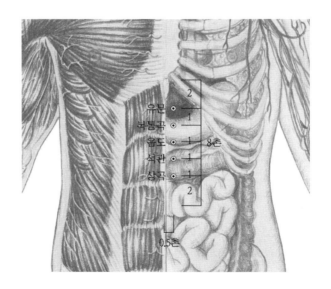

17) 상곡(商曲) KI-17

　[취 혈 법]　제상(臍上) 2촌의 하완(下脘) 외방(外方) 0.5촌에 취한다.
　[자 침 법]　直刺 0.5~1寸, 灸

18) 석관(石關) KI-18

　[취 혈 법]　제상(臍上) 3촌의 건리(建里) 외방(外方) 0.5촌에 취한다.
　[자 침 법]　直刺 0.5~1寸, 灸

19) 음도(陰都) KI-19

　[취 혈 법]　제상(臍上) 4촌의 중완(中脘) 외방 0.5촌에 취한다.
　[자 침 법]　直刺 0.5~1寸, 灸

20) 복통곡(腹通谷) KI-20

　[취 혈 법]　제상(臍上) 5촌의 상완(上脘) 외방(外方) 0.5촌에 취한다.
　[자 침 법]　直刺 0.3~0.5寸, 灸

21) 유문(幽門) KI-21

　[취 혈 법]　제상(臍上) 6촌의 거궐(巨闕) 외방(外方) 0.5촌에 취한다.
　[자 침 법]　直刺 0.3~0.5寸, 灸

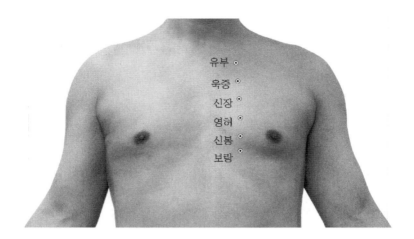

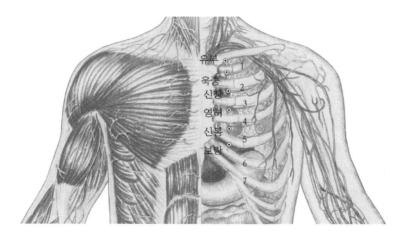

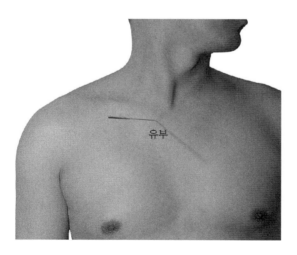

22) 보랑(步廊) KI-22

[취 혈 법] 제5 늑간(肋間)의 중정(中庭) 외방(外方) 2촌에 취한다.
[자 침 법] 直刺 0.2~0.4寸, 灸

23) 신봉(神封) KI-23

[취 혈 법] 제4 늑간(肋間)의 전중(膻中) 외방(外方) 2촌에 취한다.
[자 침 법] 直刺 0.2~0.4寸, 灸

24) 영허(靈墟) KI-24

[취 혈 법] 제3 늑간(肋間)의 옥당(玉堂) 외방(外方) 2촌에 취한다.
[자 침 법] 直刺 0.2~0.4寸, 灸

25) 신장(神藏) KI-25

[취 혈 법] 제2 늑간(肋間)의 자궁(紫宮) 외방(外方) 2촌에 취한다.
[자 침 법] 直刺 0.2~0.4寸, 灸

26) 욱중(彧中) KI-26

[취 혈 법] 제1 늑간(肋間)의 화개(華蓋) 외방(外方) 2촌에서 취한다.
[자 침 법] 直刺 0.2~0.4寸, 灸

27) 유부(俞府) KI-27

[취 혈 법] 천돌(天突) 하 1촌의 선기(璇璣) 외방(外方) 2촌 쇄골하연(鎖骨下緣)에 취한다.
[자 침 법] 直刺 0.2~0.4寸, 灸

족소음신경 소속경혈의 취혈자침

경 혈		취 혈	자 침	주 치
KI-01	용천(湧泉)	족저(足底), 제2·3 중족골 사이로 발가락을 뺀 발바닥 길이를 3 등분하여 앞의 1/3 지점 가운데 함중(陷中)에 취한다.	直刺 0.3~0.5寸, 灸	실신증(失神症) 심장병(心臟病) 현훈(眩暈) 하복냉증(下腹冷症) 자궁하수(子宮下垂) 뇌출혈(腦出血) 불임증(不姙症) 황달(黃疸) 당뇨병(糖尿病) 족심열(足心熱) 두통(頭痛)
KI-02	연곡(然谷)	내과(內踝) 하전방의 주상골조면(舟狀骨粗面) 하함중(下陷中) 적백육제(赤白肉際)에 취한다.	直刺 0.3~0.5寸, 灸	인후염(咽喉炎) 방광염(膀胱炎) 당뇨병(糖尿病) 심장병(心臟病) 자궁병(子宮病) 유정(遺精) 고환염(睾丸炎)
KI-03	태계(太谿)	내과후연(內踝後緣)과 아킬레스건 사이의 함중(陷中)에 취한다.	直刺 0.3~0.5寸, 灸	족저통(足底痛) 인두염(咽頭炎) 구토(嘔吐) 당뇨병(糖尿病) 신경쇠약(神經衰弱) 심장병(心臟病) 자궁병(子宮病)
KI-04	대종(大鐘)	태계(太谿) 하후방 0.5촌으로 아킬레스건 전연(前緣)의 종골(踵骨) 상연(上緣) 함중(陷中)에 취한다.	直刺 0.3~0.5寸, 灸	애성(嘶聲) 인두염(咽頭炎) 구내염(口內炎) 신경쇠약(神經衰弱) 심계항진(心悸亢進) 자궁경련(子宮痙攣) 구토(嘔吐) 히스테리
KI-05	수천(水泉)	태계(太谿) 직하(直下), 내과하연(內踝下緣) 하 1촌으로 거골(距骨) 하연(下緣) 함중(陷中)에 취한다.	直刺 0.1~0.3寸, 灸	월경부조(月經不調) 월경폐지(月經閉止) 자궁탈(子宮脫) 폐결핵(肺結核) 근시(近視) 소변불리(小便不利) 방광경련(膀胱痙攣) 족근통(足跟痛)
KI-06	조해(照海)	내과첨(內踝尖) 직하(直下) 1촌의 거골(距骨) 하연(下緣) 함중(陷中)에 취한다.	直刺 0.1~0.3寸, 灸	월경불순(月經不順) 인후종통(咽喉腫痛) 편도선염(扁桃腺炎) 신경쇠약(神經衰弱) 불면증(不眠症) 임질(淋疾) 야간간질(夜間癎疾)

족부(足部) : 부인과 · 비뇨기과 · 장 · 폐 · 인후질환

경 혈		취 혈	자 침	주 치
KI-07	복류(復溜)	태계(太谿)와 음곡(陰谷)을 이은 선에서 태계 직상(直上) 2촌으로 아킬레스건 전연(前緣)에 취한다.	直刺 0.3~0.5寸, 灸	신염(腎炎) 고환염(睾丸炎) 임질(淋疾) 척수염(脊髓炎) 복창수종(腹脹水腫) 복막염(腹膜炎) 신경쇠약(神經衰弱) 장뇌명(腸雷鳴) 도한(盜汗) 치통(齒痛)
KI-08	교신(交信)	삼음교(三陰交) 직하(直下) 1촌, 내과첨 상 2촌의 경골(脛骨) 내측(內側) 후연(後緣)으로 복류(復溜) 전방 0.5촌에 취한다.	直刺 0.3~0.5寸, 灸	기림(氣淋) 고환염(睾丸炎) 대하(帶下) 복막염(腹膜炎) 월경불순(月經不順) 급성하리(急性下痢) 변비(便秘)
KI-09	축빈(築賓)	태계(太谿)와 음곡(陰谷)을 이은 선에서 태계 상 5촌에 취한다.	直刺 0.3~0.5寸, 灸	임독(淋毒) 매독(梅毒) 태독(胎毒) 약물독(藥物毒) 등 제독(諸毒) 해독작용 비복근경련(腓腹筋痙攣) 전간(癲癇)

경 혈		취 혈	자 침	주 치
KI-10	음곡(陰谷)	무릎을 구부리고 힘을 주면 슬와횡문 내측에 나타나는 반건양근건(半腱樣筋腱)과 반막양근건(半膜樣筋腱) 사이 함중(陷中)에 취한다.	直刺 0.3~0.5寸, 灸	슬관절염(膝關節炎) 자궁출혈(子宮出血) 음위(陰萎) 요도염(尿道炎) 질내염(膣內炎) 임질(淋疾) 대하(帶下) 하복부창통(下腹部脹痛)
소퇴부(小腿部) : 부인과 · 비뇨기과 · 장질환				
KI-11	횡골(橫骨)	제하(臍下) 5촌의 곡골(曲骨) 외방 0.5촌에 취한다.	直刺 0.5~1寸, 灸	소변불리(小便不利) 유뇨(遺尿) 유정(遺精) 장산통(腸疝痛) 방광마비(膀胱麻痺) 전립선염(前立腺炎)
KI-12	대혁(大赫)	제하(臍下) 4촌의 중극(中極) 외방 0.5촌에 취한다.	直刺 0.5~1寸, 灸	생식기질환(生殖器疾患) 유정(遺精) 적백대하(赤白帶下) 음위(陰萎) 조루(早漏) 목병(目病)
KI-13	기혈(氣穴)	제하(臍下) 3촌의 관원(關元) 외방 (外方) 0.5촌에 취한다.	直刺 0.5~1寸, 灸	요척통(腰脊痛) 불임증(不姙症) 설사(泄瀉) 월경불순(月經不順) 대하(帶下) 분돈(奔豚) 신장염(腎臟炎)
KI-14	사만(四滿)	제하(臍下) 2촌의 석문(石門) 외방 (外方) 0.5촌에 취한다.	直刺 0.5~1寸, 灸	제하적취(臍下積聚) 산후복통(産後腹痛) 월경불순(月經不順) 붕루(崩漏) 고창(鼓脹) 장염(腸炎) 불임증(不姙症)
KI-15	중주(中注)	제하(臍下) 1촌의 음교(陰交) 외방 (外方) 0.5촌에 취한다.	直刺 0.5~1寸, 灸	하복통(下腹痛) 변비(便秘) 장염(腸炎) 월경불순(月經不順)
하복부(上腹部) : 부인과 · 생식기질환 · 장질환				
KI-16	황유(肓俞)	제중(臍中) 외방 0.5촌에 취한다.	直刺 0.5~1寸, 灸	습관성변비(習慣性便秘) 위경련(胃痙攣) 자궁경련(子宮痙攣) 신장질환(腎臟疾患) 당뇨병(糖尿病) 구토(嘔吐) 장염(腸炎) 목적통(目赤痛)
KI-17	상곡(商曲)	제상 2촌의 하완(下脘) 외방 0.5촌에 취한다.	直刺 0.5~1寸, 灸	위경련(胃痙攣) 복중적취(腹中積聚) 장산통(腸疝痛) 식욕부진(食慾不振) 변비(便秘) 복막염(腹膜炎) 설사(泄瀉) 안구충혈(眼球充血)
KI-18	석관(石關)	제상 3촌의 건리(建里) 외방 0.5촌에 취한다.	直刺 0.5~1寸, 灸	위경련(胃痙攣) 애역(呃逆) 변비(便秘) 구토(嘔吐) 임질(淋疾) 통경(痛經) 산후복통(産後腹痛) 안구충혈(眼球充血)
KI-19	음도(陰都)	제상 4촌의 중완(中脘) 외방 0.5촌에 취한다.	直刺 0.5~1寸, 灸	심하번만(心下煩滿) 장뇌명(腸雷鳴) 복통(腹痛) 변비(便秘) 구토(嘔吐) 불임(不姙) 폐기종(肺氣腫) 천식(喘息) 각막염(角膜炎) 안구충혈(眼球充血)

경 혈		취 혈	자 침	주 치
KI-20	복통곡 (腹通谷)	제상 5촌의 상완(上脘) 외방 0.5촌에 취한다.	直刺 0.3~0.5寸, 灸	급만성위염(急慢性胃炎) 복통(腹痛) 복창(腹脹) 구토(嘔吐) 비위허약(脾胃虛弱) 설사(泄瀉) 안충혈(眼充血)
KI-21	유문(幽門)	제상 6촌의 거궐(巨闕) 외방 0.5촌에 취한다.	直刺 0.3~0.5寸, 灸	만성위염(慢性胃炎) 심하번만(心下煩滿) 애역(呃逆) 설사(泄瀉) 위경련(胃痙攣) 늑간신경통(肋間神經痛)

상복부(上腹部) : 위장질환

경 혈		취 혈	자 침	주 치
KI-22	보랑(步廊)	제5 늑간의 중정(中庭) 외방 2촌에 취한다.	直刺 0.2~0.4寸, 灸	늑간신경통(肋間神經痛) 늑막염(肋膜炎) 기관지염(氣管支炎) 구토(嘔吐) 비색(鼻塞) 천식(喘息) 식욕부진(食慾不振)
KI-23	신봉(神封)	제4 늑간의 전중(膻中) 외방 2촌에 취한다.	直刺 0.2~0.4寸, 灸	협심증(狹心症) 흉만통(胸滿痛) 유종(乳腫) 늑막염(肋膜炎) 늑간신경통(肋間神經痛) 기관지염(氣管支炎) 구토(嘔吐)
KI-24	영허(靈墟)	제3 늑간의 옥당(玉堂) 외방 2촌에 취한다.	直刺 0.2~0.4寸, 灸	늑간신경통(肋間神經痛) 늑막염(肋膜炎) 기관지염(氣管支炎) 협심증(狹心症) 유종(乳腫) 비색(鼻塞) 우울증(憂鬱症)
KI-25	신장(神藏)	제2 늑간(肋間)의 전정중선(前正中線) 외방(外方) 대흉근(大胸筋) 중에 있다.	直刺 0.2~0.4寸, 灸	폐충혈(肺充血) 기관지염(氣管支炎) 늑간신경통(肋間神經痛) 늑막염(肋膜炎) 해수(咳嗽) 구토(嘔吐) 불면(不眠)
KIv26	욱중(彧中)	제1 늑간의 화개(華蓋) 외방 2촌에 취한다.	直刺 0.2~0.4寸, 灸	폐충혈(肺充血) 기관지염(氣管支炎) 늑간신경통(肋間神經痛) 늑막염(肋膜炎) 해수(咳嗽) 구토(嘔吐) 도한(盜汗)
KI-27	유부(俞府)	천돌(天突) 하 1촌의 선기(璇璣) 외방 2촌 쇄골하연(鎖骨下緣)에 취한다.	直刺 0.2~0.4寸, 灸	천식(喘息) 늑간신경통(肋間神經痛) 불면(不眠)

흉부 : 흉 · 폐질환

주요혈		오수혈	
원혈(原穴)	태계(太谿)	정목혈(井木穴)	용천(湧泉)
낙혈(絡穴)	대종(大鐘)	형화혈(滎火穴)	연곡(然谷)
극혈(郄穴)	수천(水泉)	수토혈(輸土穴)	태계(太谿)
모혈(募穴)	경문(京門)	경금혈(經金穴)	복류(復溜)
배유혈(背俞穴)	신유(腎俞)	합수혈(合水穴)	음곡(陰谷)

11 **수궐음심포경**(手厥陰心包經, PC : Pericardium Meridian of Hand-Jueyin)

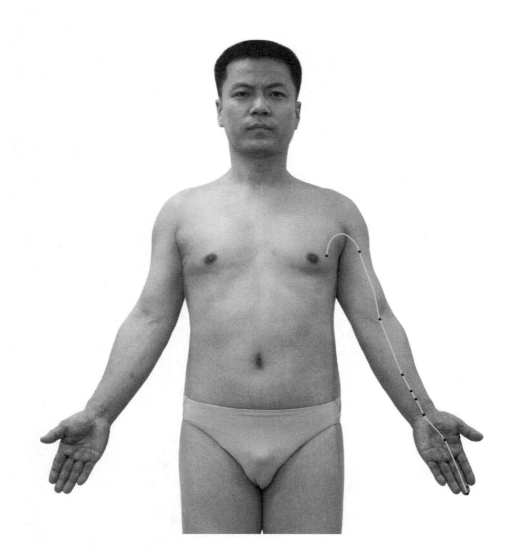

◉ 수궐음심포경혈명가결(手厥陰心包經穴名歌訣)

구혈심포수궐음(九穴心包手厥陰)   천지천천곡택심(天池天泉曲澤深)

극문간사내관대(郄門間使內關對)   대릉노궁중충심(大陵勞宮中衝侵)

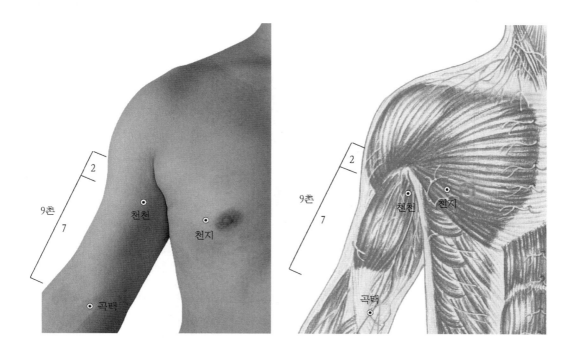

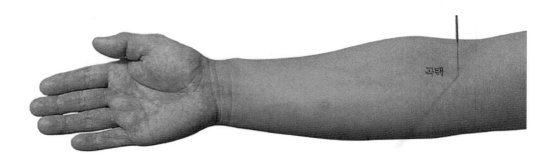

1) 천지(天池) PC-01

[취 혈 법]   제4 늑간의 전중(膻中) 외방 5촌에 취한다.
[자 침 법]   直刺 0.1~0.3寸, 灸

2) 천천(天泉) PC-02

[취 혈 법]   주횡문(肘橫紋)과 전액문두를 이은 선에서 전액문두 하 2촌으로 상완이두근의
두 힘살 사이에 취한다.
[자 침 법]   直刺 0.3~0.5寸, 灸

3) 곡택(曲澤) PC-03 `합수혈(合水穴)`

[취 혈 법]   팔꿈치를 구부렸을 때 나타나는 주횡문(肘橫紋)에서 상완이두근건(上腕二頭筋
腱)의 척측 함중(陷中)에 취한다.
[자 침 법]   直刺 0.2~0.3寸, 혹 점자출혈(點刺出血)

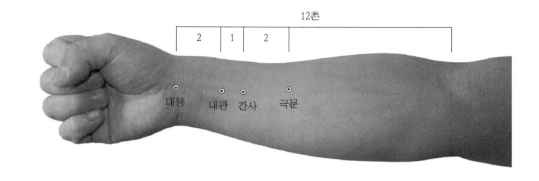

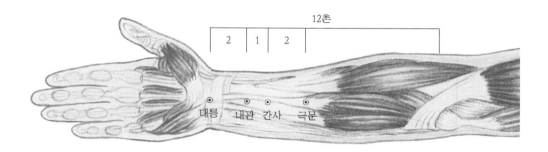

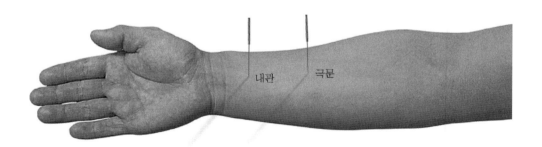

4) 극문(郄門) PC-04 극혈(郄穴)

[취 혈 법]   완횡문(腕橫紋)상의 대릉(大陵)과 주횡문(肘橫紋)상의 곡택(曲澤)을 이은 선에서
대릉상 5촌으로 장장근건(長掌筋腱)과 요측수근굴근건(橈側手根屈筋腱) 사이에
취한다.

[자 침 법]   直刺 0.3~0.5寸, 灸

5) 간사(間使) PC-05 경금혈(經金穴)

[취 혈 법]   대릉(大陵)과 곡택(曲澤)을 이은 선에서 대릉 상 3촌으로 장장근건(長掌筋腱)과
요측수근굴근건(橈側手筋屈筋腱) 사이에 취한다.

[자 침 법]   直刺 0.3~0.5寸, 灸

6) 내관(內關) PC-06 낙혈(絡穴) 팔맥교회혈(八脈交會穴)−음유맥(陰維脈)

[취 혈 법]   대릉(大陵)과 곡택(曲澤)을 이은 선에서 대릉 상 2촌으로 장장근건(長掌筋腱)과
요측수근굴근건(橈側手根屈筋腱) 사이에 취한다.

[자 침 법]   直刺 0.3~0.5寸, 灸

7) 대릉(大陵) PC-07 수토혈(輸土穴) 원혈(原穴)

[취 혈 법]   완횡문(腕橫紋) 중앙 장장근건(長掌筋腱)과 요측수근굴근건(橈側手根屈筋腱)의
사이로 태연(太淵)과 신문(神門) 중간에 취한다.

[자 침 법]   直刺 0.1~0.3寸, 灸

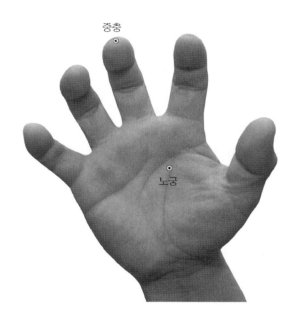

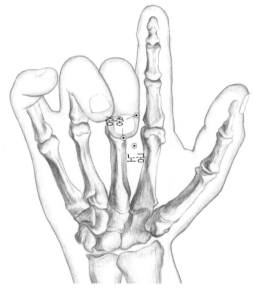

8) 노궁(勞宮) PC-08 `형화혈(榮火穴)`

[취 혈 법] 장측(掌側), 제2·3 중수골두
(中手·骨頭) 후함중(後陷中)
으로 주먹을 쥐었을 때
중지(中指) 끝이 닿는 곳에
취한다.

[자 침 법] 直刺 0.3~0.5寸, 灸

9) 중충(中衝) PC-09 `정목혈(井木穴)`

[취 혈 법] 중지(中指) 끝 중앙, 또는
중지(中指) 요측(橈側)
조갑근각(爪甲根角) 옆
0.1촌에 취한다.

[자 침 법] 直刺 0.1寸, 혹
점자출혈(點刺出血), 灸

수궐음심포경 소속경혈의 취혈자침

경 혈		취 혈	자 침	주 치
PC-01	천지(天池)	제4 늑간의 전중(膻中) 외방 5촌에 취한다.	直刺 0.1~0.3寸, 灸	늑간신경통(肋間神經痛) 뇌충혈(腦充血) 심장외막염(心臟外膜炎) 유방염(乳房炎) 액와선염(腋窩腺炎) 해수(咳嗽)
PC-02	천천(天泉)	주횡문(肘橫紋)과 전액문두를 이은 선에서 전액문두 하 2촌으로 상완이두근의 두 힘살 사이에 취한다.	直刺 0.3~0.5寸 灸	완내측통(腕內側痛) 심내막염(心內膜炎) 심계항진(心悸亢進) 해수(咳嗽) 늑간신경통(肋間神經痛) 애역(呃逆)
흉(胸) · 상완부(上腕部) : 심 · 흉 질환				
PC-03	곡택(曲澤)	팔꿈치를 구부렸을 때 나타나는 주횡문(肘橫紋)에서 상완이두근건(上腕二頭筋腱)의 척측 함중(陷中)에 취한다.	直刺 0.2~0.3寸, 혹 삼릉침(三稜鍼) 點刺出血, 禁灸	심장염(心臟炎) 주비통(肘臂痛) 애역(呃逆) 상박신경통(上膊神經痛) 오조(惡阻) 기관지염(氣管支炎)) 구토(嘔吐)
PC-04	극문(郄門)	완횡문(腕橫紋)상의 대릉(大陵)과 주횡문(肘橫紋)상의 곡택(曲澤)을 이은 선에서 대릉 상 5촌으로 장장근건(長掌筋腱)과 요측수근굴근건(橈側手根屈筋腱) 사이에 취한다.	直刺 0.3~0.5寸, 灸	심장염(心臟炎) 뉵혈(衄血) 각혈(咯血) 해수(咳嗽) 늑간신경통으로 호흡곤란 때 유침(留鍼)시 특효
PC-05	간사(間使)	대릉(大陵)과 곡택(曲澤)을 이은 선에서 대릉 상 3촌으로 장장근건과 요측수근굴근건 사이에 취한다.	直刺 0.3~0.5寸, 灸	협심증(狹心症) 위염(胃炎) 비통(臂痛) 늑간신경통(肋間神經痛) 매핵기(梅核氣) 월경불순(月經不順) 구안와사(口眼喎斜) 정신분열증(精神分裂症)
PC-06	내관(內關)	대릉(大陵)과 곡택(曲澤)을 이은 선에서 대릉 상 2촌으로 장장근건과 요측수근굴근건 사이에 취한다.	直刺 0.3~0.5寸, 灸	협심증(狹心症) 심계(心悸) 고혈압(高血壓) 저혈압(低血壓) 간장염(肝臟炎) 위염(胃炎) 흉통(胸痛) 치통(齒痛) 구토(嘔吐) 위복통(胃腹痛) 구내염(口內炎) 횡격막경련(橫膈膜痙攣)
PC-07	대릉(大陵)	완횡문 중앙 장장근건(長掌筋腱)과 요측수근굴근건(橈側手根屈筋腱)의 사이로 태연(太淵)과 신문(神門) 중간에 취한다.	直刺 0.1~0.3寸	심장병(心臟病) 늑간신경통(肋間神經痛) 신경쇠약(神經衰弱) 편도선염(扁桃腺炎) 두통(頭痛) 정신병(精神病) 급성위염(急性胃炎)
PC-08	노궁(勞宮)	장측(掌側), 제2 · 3 중수골두(中手骨頭) 후함중(後陷中)으로 주먹을 쥐었을 때 중지(中指) 끝이 닿는 곳에 취한다.	直刺 0.3~0.5寸 灸	졸도(卒倒) 뇌충혈(腦充血) 구강염(口腔炎) 연하곤란(嚥下困難) 뉵혈(衄血) 황달(黃疸) 애역(呃逆) 중풍(中風)이나 정신이상으로 잘 웃는 데 효과가 있다.

경 혈		취 혈	자 침	주 치
PC-09	중충(中衝)	중지(中指) 끝 중앙, 또는 중지(中指) 요측(橈側) 조갑근각(爪甲根角) 옆 0.1촌에 취한다.	直刺 0.1寸, 혹 삼릉침(三稜鍼) 點刺出血, 灸	뇌일혈(腦溢血) 실신(失神) 현훈(眩暈) 정신병(精神病) 소아간풍(小兒癎風) 쇼크구급혈(救急穴) 심통(心痛) 편도선염(扁桃腺炎)

수(手) · 전완부(前腕部) : 심 · 흉 · 위 질환, 정신질환, 열성병

주요혈		오수혈	
원혈(原穴)	대릉(大陵)	정목혈(井木穴)	중충(中衝)
낙혈(絡穴)	내관(內關)	형화혈(滎火穴)	노궁(勞宮)
극혈(郄穴)	극문(郄門)	수토혈(輸土穴)	대릉(大陵)
모혈(募穴)	전중(膻中)	경금혈(經金穴)	간사(間使)
배유혈(背俞穴)	궐음유(厥陰俞)	합수혈(合水穴)	곡택(曲澤)

12 **수소양삼초경**(手少陽三焦經, TE : Triple Energiger Meridian of Hand−Shaoyang)

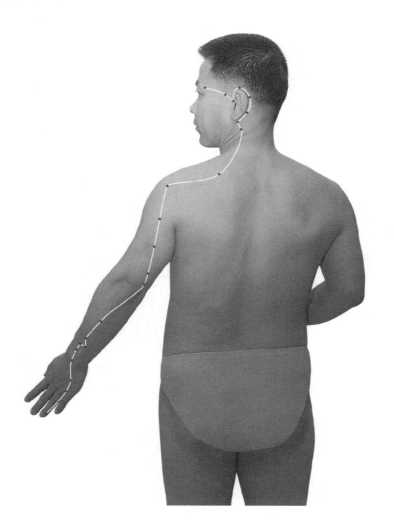

◉ 수소양삼초경혈명가결(手少陽三焦經穴名歌訣)

소양삼초시관충(少陽三焦始關衝)　　액문중저양지용(液門中渚陽池容)

외관지구접회종(外關地溝接會宗)　　삼양락상사독종(三陽絡上四瀆從)

천정청냉연소락(天井淸冷淵消濼)　　노회견료천료광(臑會肩髎天髎廣)

천유이후영예풍(天牖耳後迎翳風)　　계맥노식각손융(瘈脈顱息角孫隆)

화료이문사죽공(和髎耳門絲竹空)　　이십삼혈미초종(二十三穴眉稍終)

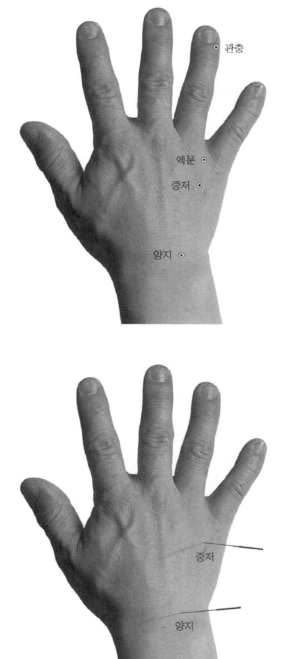
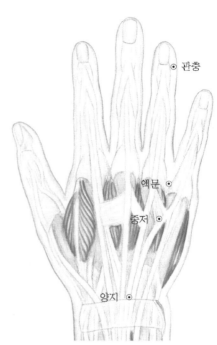

1) 관충(關衝) TE-01 정금혈(井金穴)

[취 혈 법]　제4 지(指) 척측(尺側) 조갑근각(爪甲根角) 옆 0.1촌에 취한다.
[자 침 법]　直刺 0.1寸, 혹 점자출혈(點刺出血), 灸

2) 액문(液門) TE-02 형수혈(滎水穴)

[취 혈 법]　수배(手背) 제4·5지(指) 접합부(接合部) 적백육제(赤白肉際)에 취한다.
[자 침 법]　直刺 0.2~0.3寸, 灸

3) 중저(中渚) TE-03 수목혈(輸木穴)

[취 혈 법]　수배(手背) 제4 지(指) 척측(尺側) 중수골두(中手骨頭) 후함중(後陷中)에 취한다.
[자 침 법]　直刺 0.2~0.3寸, 灸

4) 양지(陽池) TE-04 원혈(原穴)

[취 혈 법]　완배횡문(腕背橫紋) 중앙 척골경상돌기(尺骨莖狀突起) 요측단(橈側端) 함중(陷中)으로 양계(陽谿)와 양곡(陽谷)의 중간에 취한다.
[자 침 법]　直刺 0.2~0.3寸, 灸

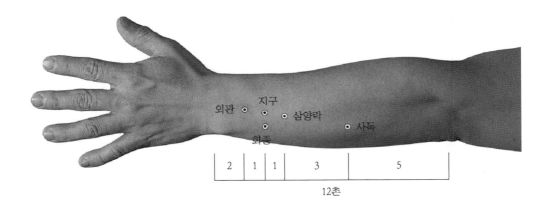

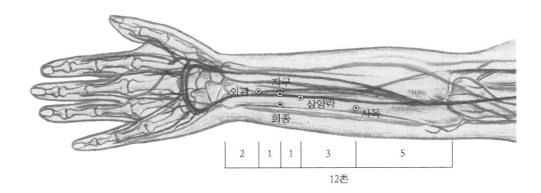

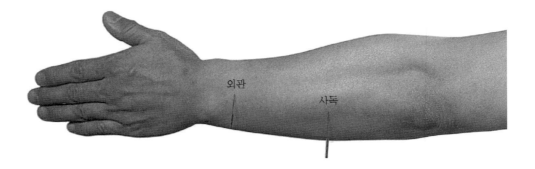

5) 외관(外關) TE-05 낙혈(絡穴) 팔맥교회혈(八脈交會穴)-양유맥(陽維脈)

[취 혈 법] 완배횡문(腕背橫紋)과 주횡문(肘橫紋)을 이은 선에서 양지(陽池) 상 2촌으로
요골(橈骨)과 척골(尺骨) 사이에 취한다.

[자 침 법] 直刺 0.3~0.5寸, 灸

6) 지구(支溝) TE-06 경화혈(經火穴)

[취 혈 법] 완배횡문(腕背橫紋)과 주횡문(肘橫紋)을 이은 선에서 양지(陽池) 상 3촌으로
요골(橈骨)과 척골(尺骨) 사이에 취한다.

[자 침 법] 直刺 0.3~0.5寸, 灸

7) 회종(會宗) TE-07 극혈(郄穴)

[취 혈 법] 완배횡문(腕背橫紋)과 주횡문(肘橫紋)을 이은 선에서 양지(陽池) 상 3촌의
지구(支溝)에서 척측(尺側)으로 척골(尺骨)의 요측연(橈側緣)에 취한다.

[자 침 법] 直刺 0.3~0.5寸, 灸

8) 삼양락(三陽絡) TE-08

[취 혈 법] 완배횡문(腕背橫紋)과 주횡문(肘橫紋)을 이은 선에서 양지(陽池) 상 4촌으로
요골(橈骨)과 척골(尺骨) 사이에 취한다.

[자 침 법] 直刺 0.3~0.5寸, 灸

9) 사독(四瀆) TE-09

[취 혈 법] 완배횡문(腕背橫紋)과 주횡문(肘橫紋)을 이은 선에서 양지(陽池) 상 7촌으로
요골(橈骨)과 척골(尺骨) 사이에 취한다.

[자 침 법] 直刺 0.3~0.5寸, 灸

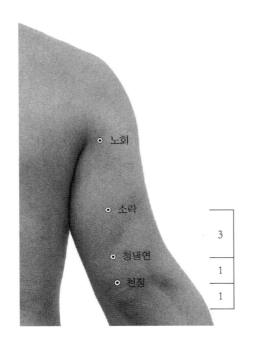
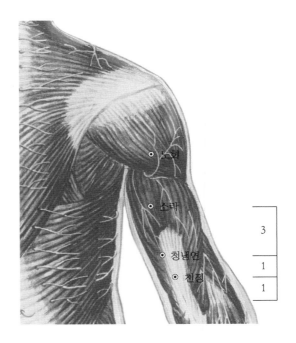

10) 천정(天井) TE-10 합토혈(合土穴)

[취 혈 법] 주두와 견료(肩髎)를 이은 선상에서 주두 상 1촌의 함중(陷中)에 취한다.
[자 침 법] 直刺 0.3~0.5寸, 灸

11) 청냉연(淸冷淵) TE-11

[취 혈 법] 주두(肘頭)와 견료(肩髎)를 이은 선상에서 주두 상 2촌에 취한다.
[자 침 법] 直刺 0.3~0.5寸, 灸

12) 소락(消濼) TE-12

[취 혈 법] 주두(肘頭)와 견료(肩髎)를 이은 선상에서 주두 상 5촌에 취한다.
[자 침 법] 直刺 0.3~0.5寸, 灸

13) 노회(臑會) TE-13

[취 혈 법] 주두(肘頭)와 견료(肩髎)를 이은 선상에서 견료 하 3촌에 취한다.
[자 침 법] 直刺 0.3~0.5寸, 灸

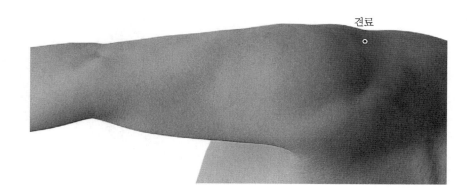

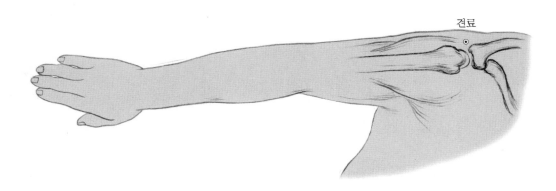

14) 견료(肩髎) TE-14

[취 혈 법] 견봉후각(肩峰後角) 하함중(下陷中)으로 팔을 수평으로 들어 올렸을 때 어깨 위에
나타나는 두 개의 함요처(陷凹處) 중 뒤쪽의 함중(陷中)에 취한다. 앞쪽은 견우
(肩髃)이다.

[자 침 법] 直刺 0.5~0.8寸, 灸

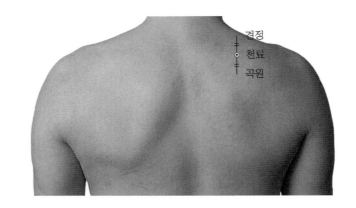

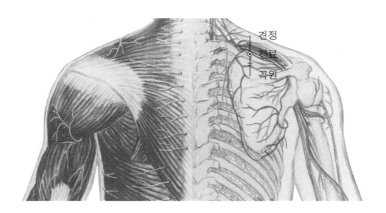

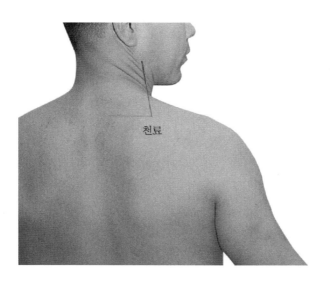

15) 천료(天髎) TE-15

[취 혈 법]   견갑골상각(肩胛骨上角) 상 함요처(陷凹處)로 도도(陶道)와 견봉외단(肩峰外端)
을 이은 선의 중간에 취한다.

[자 침 법]   直刺 0.3~0.5寸, 灸

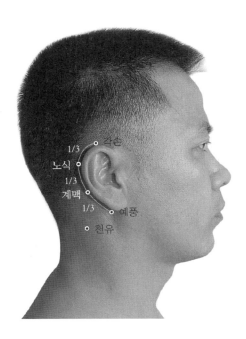
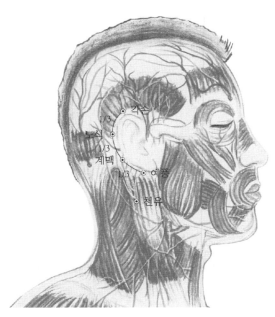
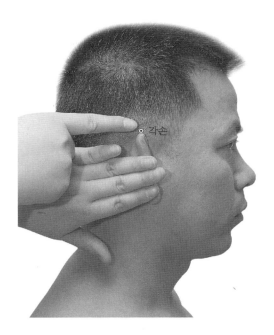
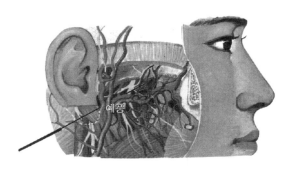

16) 천유(天牖) TE-16

[취 혈 법]   하악각(下顎角) 수평선의 흉쇄유돌근 후연에 취한다.
[자 침 법]   直刺 0.3∼0.5寸, 灸, 심자(深刺)를 피한다.

17) 예풍(翳風) TE-17

[취 혈 법]   이수(耳垂) 하후측(下後側)의 유양돌기(乳樣突起) 하전방(下前方) 함중(陷中)에 취한다.
[자 침 법]   반대쪽 내안각을 향하여 直刺 0.5∼1寸, 灸

18) 계맥(瘈脈) TE-18

[취 혈 법]   유양돌기(乳樣突起)의 중앙으로 예풍(翳風)에서 각손(角孫)까지 귓바퀴를 따라 이은 선을 3등분하여 예풍 상방 1/3 지점에 취한다.
[자 침 법]   直刺 0.1∼0.3寸, 혹 點刺出血, 灸

19) 노식(顱息) TE-19

[취 혈 법]   예풍(翳風)에서 각손(角孫)까지 귓바퀴를 따라 이은 선을 3등분하여 예풍 상방 2/3 지점에 취한다.
[자 침 법]   直刺 0.1∼0.3寸, 灸

20) 각손(角孫) TE-20

[취 혈 법]   귓바퀴를 앞으로 접었을 때 이첨(耳尖)이 발제(髮際)에 닿는 곳에 취한다.
[자 침 법]   直刺 0.1∼0.3寸, 灸

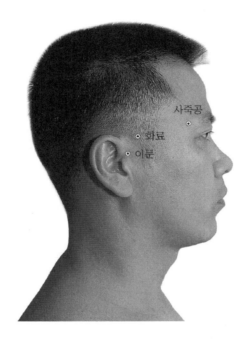

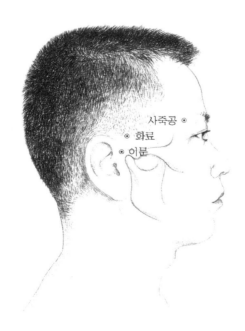

21) 이문(耳門) TE-21

[취 혈 법] 이주(耳珠) 전연(前緣) 상방 절흔(切痕)과 하악관절돌기(下顎關節突起) 후연(後緣) 사이 함중(陷中)에 취한다.

[자 침 법] 直刺 0.1~0.3寸, 灸

22) 화료(和髎) TE-22

[취 혈 법] 이주(耳珠) 전상방으로 대이륜하각(對耳輪下脚) 수평선상(水平線上)의 빈발(鬢髮 · 귀밑머리) 후연(後緣) 함중(陷中)에 취한다.

[자 침 법] 直刺 0.1~0.3寸, 灸, 측두동맥을 피하여 자침한다.

23) 사죽공(絲竹空) TE-23

[취 혈 법] 눈썹 바깥쪽 끝 함중(陷中)에 취한다.

[자 침 법] 直刺 0.1~0.3寸, 禁灸

수소양삼초경 소속경혈의 취혈자침

경 혈		취 혈	자 침	주 치
TE-01	관충(關衝)	제4 지(指) 척측 조갑근각 옆 0.1촌에 취한다.	直刺 0.1寸, 혹 삼릉침(三稜鍼) 點刺出血, 灸	두통(頭痛) 구토(嘔吐) 각막염(角膜炎) 인후종통(咽喉腫痛) 편도선염(扁桃腺炎) 주비신경통(肘臂神經痛) 백예(白翳)
TE-02	액문(液門)	수배(手背) 제4·5 지(指) 접합부(接合部) 적백육제에 취한다.	直刺 0.2~0.3寸, 灸	뇌빈혈두통(腦貧血頭痛) 결막염(結膜炎) 인후종통(咽喉腫痛) 수비통(手臂痛) 학질(虐疾)
TE-03	중저(中渚)	수배(手背) 제4 지(指) 척측(尺側) 중수골두(中手骨頭) 후함중에 취한다.	直刺 0.2~0.3寸, 灸	상박신경통(上膊神經痛) 고혈압(高血壓) 완관절통(腕關節痛) 두통(頭痛) 현훈(眩暈) 이명(耳鳴) 이롱(耳聾)
TE-04	양지(陽池)	완배횡문(腕背橫紋) 중앙 척골경상돌기(尺骨莖狀突起) 요측단(橈側端) 함중(陷中)으로 양계(陽谿)와 양곡(陽谷)의 중간에 취한다.	直刺 0.2~0.3寸, 灸	완관절염(腕關節炎) 감기(感氣) 학질(虐疾) 자궁전후굴(子宮前後屈) 당뇨병(糖尿病)
TE-05	외관(外關)	완배횡문(腕背橫紋)과 주횡문(肘橫紋)을 이은 선에서 양지(陽池) 상 2촌으로 요골(橈骨)과 척골(尺骨) 사이에 취한다.	直刺 0.3~0.5寸, 灸	고혈압(高血壓) 전박신경통(前膊神經痛) 유행성감기(流行性感氣) 상한(傷寒) 반신불수(半身不遂) 두통(頭痛) 이명(耳鳴) 치통(齒痛) 안통(眼痛) 화상(火傷) 전신절통(全身節痛)
TE-06	지구(支溝)	완배횡문(腕背橫紋)과 주횡문(肘橫紋)을 이은 선에서 양지(陽池) 상 3촌으로 요골(橈骨)과 척골(尺骨) 사이에 취한다.	直刺 0.3~0.5寸, 灸	심장염(心臟炎) 폐렴(肺炎) 늑막염(肋膜炎) 늑간신경통(肋間神經痛) 구토(嘔吐) 상박신경통(上膊神經痛) 이명(耳鳴) 만성변비(慢性便秘)
TE-07	회종(會宗)	완배횡문(腕背橫紋)과 주횡문(肘橫紋)을 이은 선에서 양지(陽池) 상 3촌의 지구(支溝)에서 척측(尺側)으로 척골(尺骨)의 요측연(橈側緣)에 취한다.	直刺 0.3~0.5寸, 灸	상박신경통(上膊神經痛) 전간(癲癇) 이롱(耳聾)
TE-08	삼양락(三陽絡)	완배횡문과 주횡문을 이은 선에서 양지(陽池) 상 4촌으로 요골(橈骨)과 척골(尺骨) 사이에 취한다.	直刺 0.3~0.5寸, 灸	수비통(手臂痛) 이롱(耳聾) 실어증(失語症) 폭음아(暴音瘂) 주동통(肘疼痛) 기와(嗜臥) 각혈(咯血)의 요혈
TE-09	사독(四瀆)	완배횡문과 주횡문을 이은 선에서 양지(陽池) 상 7촌으로 요골(橈骨)과 척골(尺骨) 사이에 취한다.	直刺 0.3~0.5寸, 灸	수비통(手臂痛) 이롱(耳聾) 실어증(失語症) 주동통(肘疼痛) 각혈(咯血) 인후염(咽喉炎) 서경(書痙)

경　혈		취　혈	자　침	주　치
TE-10	천정(天井)	주두(肘頭)와 견료(肩髎)를 이은 선상에서 주두 상 1촌의 함중(陷中)에 취한다.	直刺 0.3~0.5寸, 灸	기관지염(氣管支炎) 편도선염(扁桃腺炎) 경항신경통(頸項神經痛) 인후염(咽喉炎) 나력(瘰癧) 이롱(耳聾)

수ㆍ전완부 : 편두ㆍ귀ㆍ눈ㆍ흉협ㆍ인후질환, 열병

경　혈		취　혈	자　침	주　치
TE-11	청냉연(淸冷淵)	주두(肘頭)와 견료(肩髎)를 이은 선상에서 주두 상 2촌에 취한다.	直刺 0.3~0.5寸, 灸	견배통(肩背痛) 주통(肘痛) 두통(頭痛)
TE-12	소락(消濼)	주두(肘頭)와 견료(肩髎)를 이은 선상에서 주두 상 5촌에 취한다.	直刺 0.3~0.5寸, 灸	두통(頭痛) 치통(齒痛) 항배강급(項背强急) 후두신경통(後頭神經痛) 당뇨(糖尿)
TE-13	노회(臑會)	주두(肘頭)와 견료(肩髎)를 이은 선상에서 견료 하 3촌에 취한다.	直刺 0.3~0.5寸, 灸	두통(頭痛) 치통(齒痛) 항배강급(項背强急) 후두신경통(後頭神經痛)
TE-14	견료(肩髎)	견봉후각(肩峰後角) 하함중(下陷中)으로 팔을 수평으로 들어 올렸을 때 어깨 위에 나타나는 두 개의 함요처(陷凹處) 중 뒤쪽 함중(陷中)에 취한다.	直刺 0.5~0.8寸, 灸	견비통(肩臂痛) 상박신경통(上膊神經痛) 완신경통(腕神經痛) 늑막염(肋膜炎)
TE-15	천료(天髎)	견갑골상각(肩胛骨上角) 상 함요처(陷凹處)로 도도(陶道)와 견봉외단(肩峰外端)을 이은 선의 중간에 취한다.	直刺 0.3~0.5寸, 灸	견비통(肩臂痛) 상박신경통(上膊神經痛) 완신경통(腕神經痛) 늑막염(肋膜炎)

견비부 : 국부질환 위주

경　혈		취　혈	자　침	주　치
TE-16	천유(天牖)	하악각(下顎角) 수평선의 흉쇄유돌근 후연에 취한다.	直刺 0.3~0.5寸, 灸, 심자(深刺)를 피한다.	이명이롱(耳鳴耳聾) 안구충혈(眼球充血) 안면부종(顔面浮腫) 항강(項强) 인후염(咽喉炎) 견배통(肩背痛)
TE-17	예풍(翳風)	이수(耳垂) 하후측(下後側)의 유양돌기(乳樣突起) 하전방(下前方) 함중(陷中)에 취한다.	반대쪽 내안각을 향하여 直刺 0.5~1寸, 灸	안면신경마비(顔面神經麻痺) 중풍(中風) 반신불수(半身不遂) 이명(耳鳴) 이롱(耳聾) 이하선염(耳下腺炎) 농아(聾啞)
TE-18	계맥(瘈脈)	유양돌기의 중앙으로 예풍에서 각손까지 귓바퀴를 따라 이은 선을 3등분해서 예풍 상방 1/3 되는 곳에 취한다.	直刺 0.1~0.3寸, 혹 點刺出血, 灸	뇌충혈(腦充血) 두통(頭痛) 구토(嘔吐) 소아경간(小兒驚癎) 시각장애(視覺障碍) 이명(耳鳴) 전간(癲癎) 하리(下痢)
TE-19	노식(顱息)	예풍(翳風)에서 각손(角孫)까지 귓바퀴를 따라 이은 선을 3등분하여 예풍 상방 2/3 지점에 취한다.	直刺 0.1~0.3寸, 灸	두통(頭痛) 이명(耳鳴) 이통(耳痛) 소아구토(小兒嘔吐) 뇌충혈(腦充血)

경 혈		취 혈	자 침	주 치
TE-20	각손(角孫)	귓바퀴를 앞으로 접었을 때 이첨(耳尖)이 발제(髮際)에 닿는 곳에 취한다.	直刺 0.1~0.3寸, 灸	안병(眼病) 각막염(角膜炎) 치육염(齒肉炎) 구내염(口內炎) 순조(脣燥) 편두통(偏頭痛) 저작곤란(咀嚼困難) 백예(白翳) 치통(齒痛) 이통(耳痛) *주성(酒醒)에 요혈임.
TE-21	이문(耳門)	이주(耳珠) 전연(前緣) 상방 절흔(切痕)과 하악관절돌기(下顎關節突起) 후연(後緣) 사이 함중(陷中)에 취한다.	直刺 0.1~0.3寸, 灸	중이염(中耳炎) 이롱(耳聾) 농아(聾啞) 치통(齒痛) 편두통(偏頭痛)
TE-22	화료(和髎)	이주(耳珠) 전상방으로 대이륜하각(對耳輪下脚) 수평선상(水平線上)의 빈발(鬢髮·귀밑머리) 후연(後緣) 함중(陷中)에 취한다.	直刺 0.1~0.3寸, 灸 측두동맥을 피하여 자침한다.	두통(頭痛) 아관긴급(牙關緊急) 비염(鼻炎) 안면신경마비(顔面神經麻痺) 이명(耳鳴) 축농증(蓄膿症) 제안질(諸眼疾)
TE-23	사죽공(絲竹空)	눈썹 바깥쪽 끝 함중(陷中)에 취한다.	直刺 0.1~0.3寸, 禁灸	뇌충혈(腦充血) 두통(頭痛) 안병(眼病) 안면신경마비(顔面神經麻痺)

경(頸)·측두부(側頭部) : 측두·귀·눈질환

주요혈		오수혈	
원혈(原穴)	양지(陽池)	정금혈(井金穴)	관충(關衝)
낙혈(絡穴)	외관(外關)	형수혈(滎水穴)	액문(液門)
극혈(郄穴)	회종(會宗)	수목혈(輸木穴)	중저(中渚)
모혈(募穴)	석문(石門)	경화혈(經火穴)	지구(支溝)
배유혈(背俞穴)	삼초유(三焦俞)	합토혈(合土穴)	천정(天井)

13　족소양담경(足少陽膽經, GB : Gall bladder Meridian of Foot-Shaoyang)

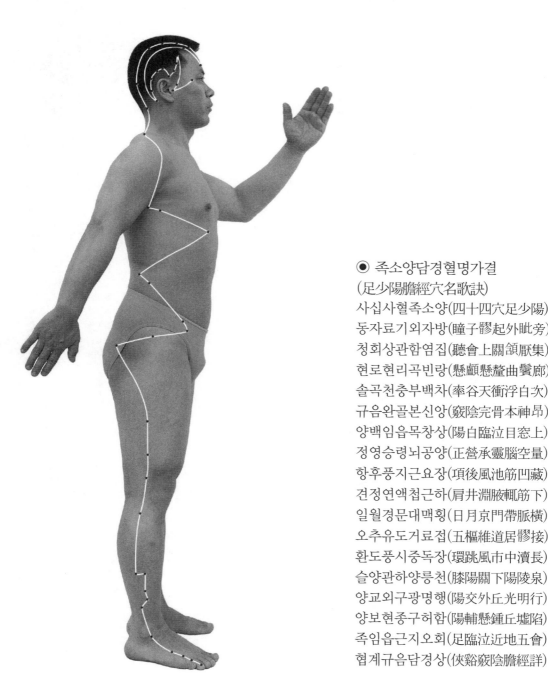

● 족소양담경혈명가결
(足少陽膽經穴名歌訣)
사십사혈족소양(四十四穴足少陽)
동자료기외자방(瞳子髎起外眦旁)
청회상관함염집(聽會上關頷厭集)
현로현리곡빈랑(懸顱懸釐曲鬢廊)
솔곡천충부백차(率谷天衝浮白次)
규음완골본신앙(竅陰完骨本神昂)
양백임읍목창상(陽白臨泣目窓上)
정영승령뇌공양(正營承靈腦空量)
항후풍지근요장(項後風池筋凹藏)
견정연액첩근하(肩井淵腋輒筋下)
일월경문대맥횡(日月京門帶脈橫)
오추유도거료접(五樞維道居髎接)
환도풍시중독장(環跳風市中瀆長)
슬양관하양릉천(膝陽關下陽陵泉)
양교외구광명행(陽交外丘光明行)
양보현종구허함(陽輔懸鍾丘墟陷)
족임읍근지오회(足臨泣近地五會)
협계규음담경상(俠谿竅陰膽經詳)

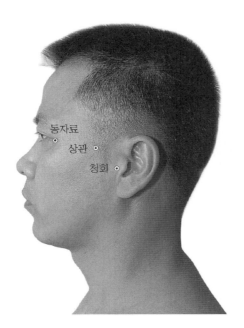

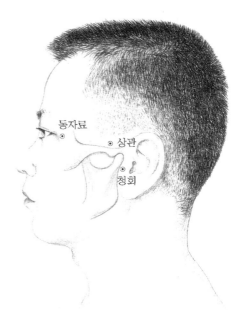

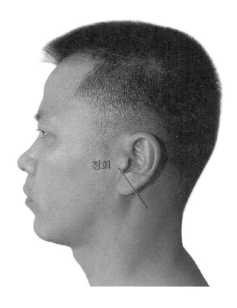

1) 동자료(瞳子髎) GB-01

　　[취 혈 법]　목외자(目外眥) 외방(外方) 0.5촌의 골함중(骨陷中)에 취한다.
　　[자 침 법]　直刺 0.1~0.3寸, 禁灸

2) 청회(聽會) GB-02

　　[취 혈 법]　이주(耳珠) 전연(前緣) 하방(下方) 절흔(切痕)과 하악관절돌기(下顎關節突起)
　　　　　　　사이에 취한다.
　　[자 침 법]　直刺 0.1~0.3寸, 禁灸

3) 상관(上關) GB-03

　　[취 혈 법]　협골궁(頰骨弓) 중간상연(中間上緣)의 함중(陷中)으로 하관(下關)과 상하(上下)
　　　　　　　로 상대되는 곳에 취한다.
　　[자 침 법]　直刺 0.1~0.3寸, 禁灸

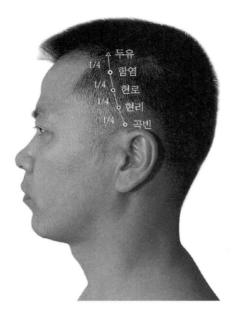

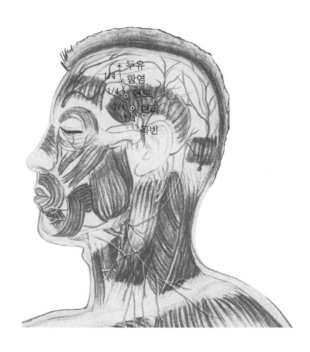

4) 함염(頷厭) GB-04

[취 혈 법]   두유(頭維)와 곡빈(曲鬢)의 연결선을 4 등분하여 위로부터 1/4 되는 곳에
취한다.

[자 침 법]   直刺 0.1~0.3寸, 灸

5) 현로(懸顱) GB-05

[취 혈 법]   두유(頭維)와 곡빈(曲鬢) 연결선의 중점(中點)에 취한다.

[자 침 법]   直刺 0.1~0.3寸, 灸

6) 현리(懸釐) GB-06

[취 혈 법]   두유(頭維)와 곡빈(曲鬢)의 연결선을 4 등분하여 아래로부터 1/4 되는 곳에
취한다.

[자 침 법]   直刺 0.1~0.3寸, 灸

7) 곡빈(曲鬢) GB-07

[취 혈 법]   이첨(耳尖) 수평선(水平線)과 이주(耳珠) 전연(前緣) 수직선(垂直線)이 만나는
지점에 취한다.

[자 침 법]   直刺 0.1~0.3寸, 灸

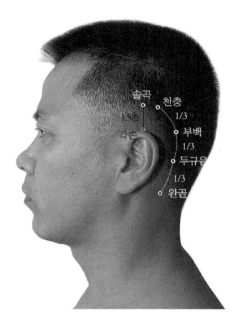

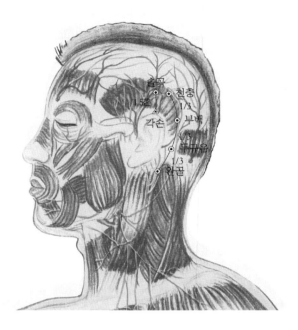

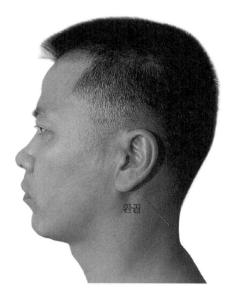

8) 솔곡(率谷) GB-08

[취 혈 법] 이첨의 각손(角孫) 직상(直上) 1.5촌에 취한다.
[자 침 법] 直刺 0.1~0.3寸, 灸

9) 천충(天衝) GB-09

[취 혈 법] 솔곡(率谷) 수평선(水平線)과 이륜(耳輪) 후연(後緣)의 수직선(垂直線)이 교차(交叉)하는 곳으로 솔곡 뒤 0.5촌에 취한다.
[자 침 법] 直刺 0.1~0.3寸, 灸

10) 부백(浮白) GB-10

[취 혈 법] 천충(天衝)과 완골(完骨)을 잇는 포물선(抛物線)을 3등분하여 위로부터 1/3 지점에 취한다.
[자 침 법] 直刺 0.1~0.3寸, 灸

11) 두규음(頭竅陰) GB-11

[취 혈 법] 천충(天衝)과 완골(完骨)을 잇는 포물선(抛物線)을 3등분하여 아래로부터 1/3 지점에 취한다.
[자 침 법] 直刺 0.1~0.3寸, 灸

12) 완골(完骨) GB-12

[취 혈 법] 유양돌기(乳樣突起) 하후연(下後緣) 함중(陷中)에 취한다.
[자 침 법] 直刺 0.3~1寸, 灸

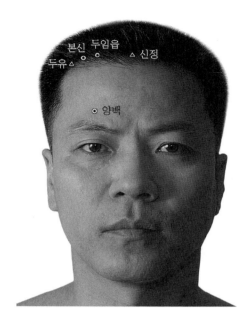

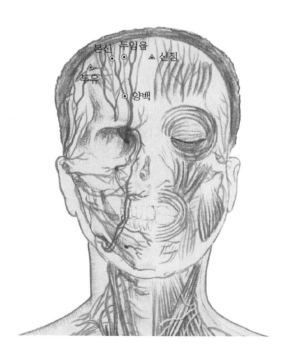

13) 본신(本神) GB-13

[취 혈 법]   전발제(前髮際) 상 0.5촌의 신정(神庭) 외방 3촌으로 신정(神庭)과 두유(頭維)를
            이은 선에서 바깥쪽 1/3 지점에 취한다.
[자 침 법]   直刺 0.1~0.3寸, 灸

14) 양백(陽白) GB-14

[취 혈 법]   동공(瞳孔) 중심(中心) 직상(直上)으로 눈썹 위 1촌에 취한다.
[자 침 법]   直刺 0.1~0.3寸, 禁灸

15) 두임읍(頭臨泣) GB-15

[취 혈 법]   동공(瞳孔) 중심(中心) 직상(直上)으로 전발제(前髮際) 상 0.5촌에 취한다.
[자 침 법]   直刺 0.1~0.3寸, 灸

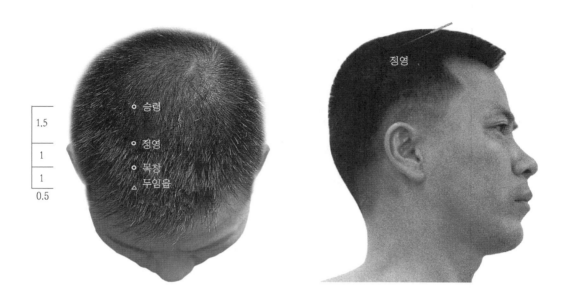

16) 목창(目窓) GB-16

[취 혈 법] 동공(瞳孔) 중심(中心) 직상(直上)으로 전발제(前髮際) 상 1.5촌, 두임읍(頭臨泣)
          후방 1촌에 취한다.
[자 침 법] 直刺 0.1~0.3寸, 灸

17) 정영(正營) GB-17

[취 혈 법] 동공(瞳孔) 중심(中心) 직상(直上)으로 전발제(前髮際) 상 2.5촌, 두임읍(頭臨泣)
          후방 2촌에 취한다.
[자 침 법] 直刺 0.1~0.3寸, 灸

18) 승령(承靈) GB-18

[취 혈 법] 동공(瞳孔) 중심(中心) 직상(直上)으로 전발제(前髮際) 상 4촌, 정영(正營) 후방
          1.5촌에 취한다.
[자 침 법] 直刺 0.1~0.3寸, 灸

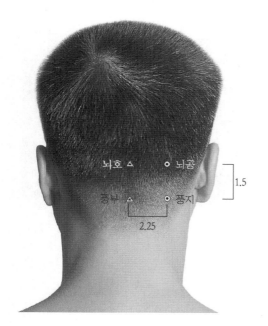
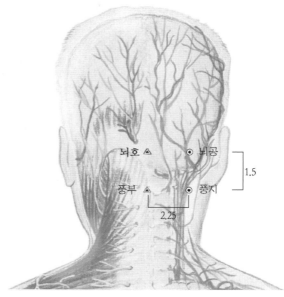

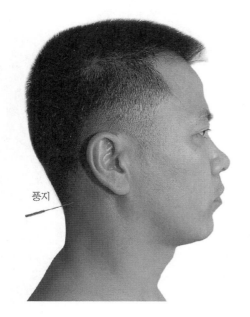

19) 뇌공(腦空) GB-19

[취 혈 법]　풍부(風府) 상 1.5촌의 뇌호(腦戶)
　　　　　　와 수평선으로 풍지(風池) 직상
　　　　　　(直上) 1.5촌에 취한다.

[자 침 법]　直刺 0.1~0.3寸, 灸

20) 풍지(風池) GB-20

[취 혈 법]　뇌공(腦空) 아래의 흉쇄유돌근
　　　　　　(胸鎖乳突筋)과 승모근(僧帽筋)
　　　　　　기시부(起始部) 사이 함중(陷中)
　　　　　　으로 풍부(風府)와 수평이 되는
　　　　　　곳에 취한다.

[자 침 법]　반대쪽 안구 방향으로
　　　　　　0.5~1.0寸, 灸

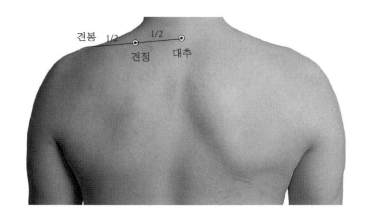

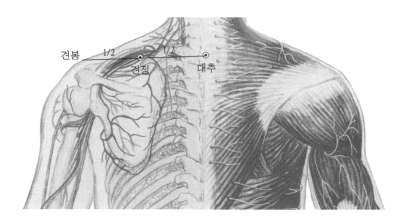

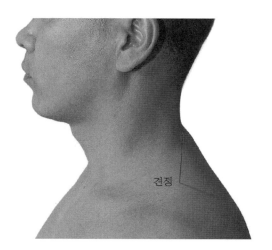

21) 견정(肩井) GB-21

[취 혈 법]　대추(大椎)와 견봉외단(肩峰外端)을 이은 선의 중간에 취한다.

[자 침 법]　直刺 0.3~0.5寸, 심부(深部)는 폐첨(肺尖)이니 심자(深刺)하지 않는다. 灸

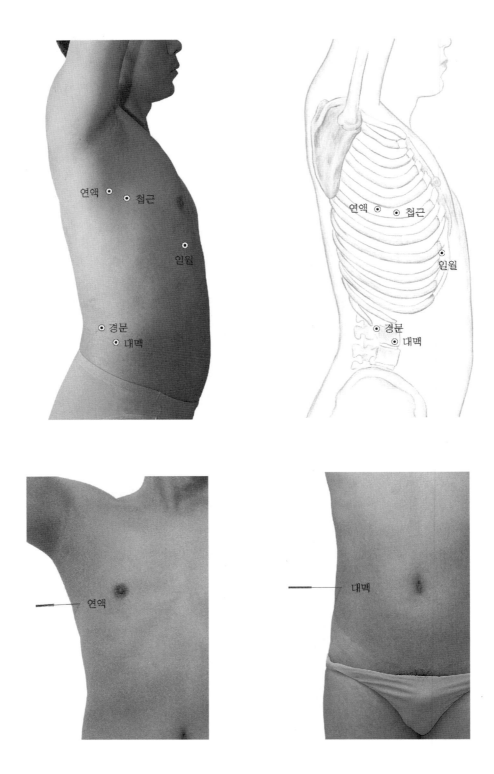

22) 연액(淵腋) GB-22

[취 혈 법] 액와(腋窩) 직하(直下) 3촌에서 제4 늑간(肋間)과 교차(交叉)하는 곳에 취한다.
[자 침 법] 直刺 0.1~0.3寸, 灸

23) 첩근(輒筋) GB-23

[취 혈 법] 연액 앞 1촌의 제4 늑간(肋間)으로 유두(乳頭) 외방 3촌에 취한다.
[자 침 법] 直刺 0.1~0.3寸, 灸

24) 일월(日月) GB-24 담경(膽經)의 모혈(募穴)

[취 혈 법] 유두(乳頭) 직하 제7 늑간(肋間)으로 상완(上脘) 외방(外方) 4촌의 함중(陷中)에
취한다.
[자 침 법] 直刺 0.1~0.3寸, 灸

25) 경문(京門) GB-25 신경(腎經)의 모혈(募穴)

[취 혈 법] 제12 늑골단(肋骨端) 하제(下際)에 취한다.
[자 침 법] 直刺 0.3~0.5寸, 灸

26) 대맥(帶脈) GB-26

[취 혈 법] 제11 늑골단(肋骨端) 아래에서 제중(臍中)의 수평선과 교차(交叉)하는 곳에
취한다.
[자 침 법] 直刺 0.5~0.8寸, 灸

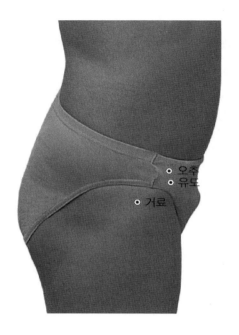 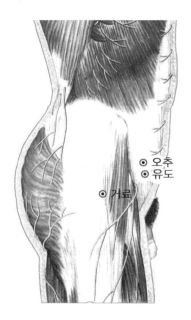

27) 오추(五樞) GB-27

[취 혈 법] 상전장골극(上前腸骨棘) 아래로 관원(關元)과 수평이 되는 지점에 취한다.
[자 침 법] 直刺 0.5~0.8寸, 灸

28) 유도(維道) GB-28

[취 혈 법] 오추(五樞) 전하방(前下方) 0.5촌에 취한다.
[자 침 법] 直刺 0.5~0.8寸, 灸

29) 거료(居髎) GB-29

[취 혈 법] 상전장골극(上前腸骨棘)과 대퇴골대전자(大腿骨大轉子) 최고점(最高點)을 이은
선의 중간에 취한다.
[자 침 법] 直刺 0.5~0.8寸, 灸

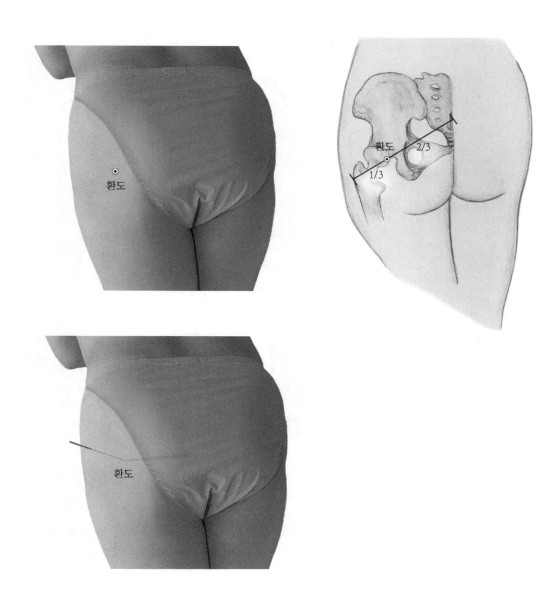

30) 환도(環跳) GB-30

　[취 혈 법]　대전자(大轉子) 상후(上後) 함요처(陷凹處)로, 대전자와 요유(腰俞)의 연결선을
　　　　　　　3등분하여 외측으로부터 1/3 되는 지점에 취한다.

　[자 침 법]　直刺 2~3.5寸, 灸

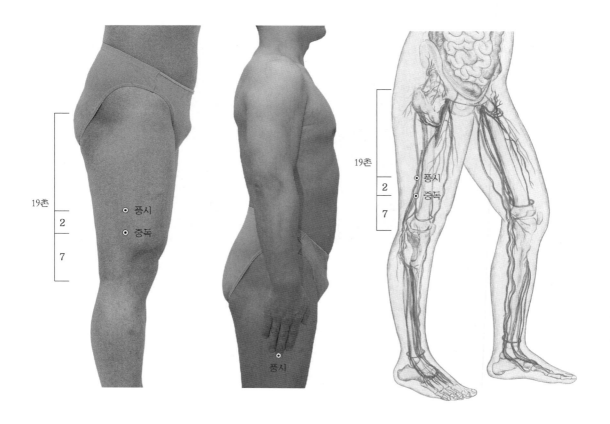

31) 풍시(風市) GB-31

[취 혈 법] 대퇴골대전자(大腿骨大轉子)와 슬중(膝中)을 이은 선에서 슬중 상 9촌으로,
정립(正立)하고 차렷 자세로 팔을 내렸을 때 가운뎃손가락 끝이 닿는 곳에
취한다.

[자 침 법] 直刺 0.5~1.5寸, 灸

32) 중독(中瀆) GB-32

[취 혈 법] 대퇴골대전자(大腿骨大轉子)와 슬중(膝中)을 이은 선에서 슬중(膝中) 상 7촌으로
풍시(風市) 아래 2촌에 취한다.

[자 침 법] 直刺 0.5~0.8寸, 灸

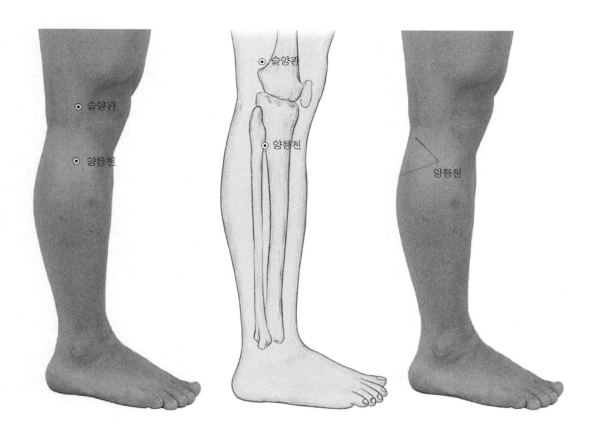

33) 슬양관(膝陽關) GB-33

　[취 혈 법]　대퇴골외측상과(大腿骨外側上顆) 후상연(後上緣) 함중(陷中)에 취한다.
　[자 침 법]　直刺 0.5~0.8寸, 灸

34) 양릉천(陽陵泉) GB-34 　합토혈(合土穴)　팔회혈(八會穴) 중 근회(筋會)　담(膽)의 하합혈(下合穴)

　[취 혈 법]　비골두하저(腓骨頭下底) 전방(前方)으로 비골(腓骨)과 경골(脛骨) 사이 함중
　　　　　　　(陷中)에 취한다.
　[자 침 법]　直刺 0.5~1寸, 灸

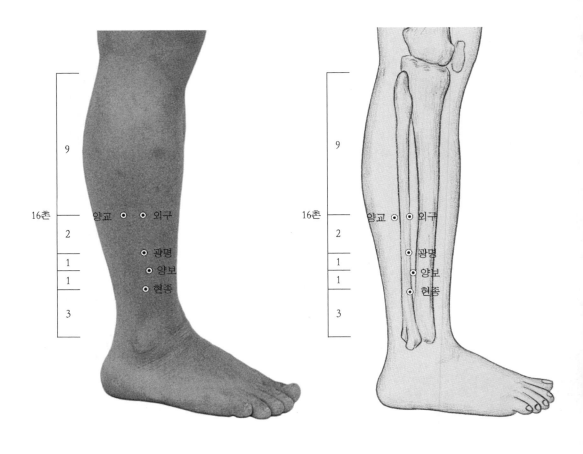

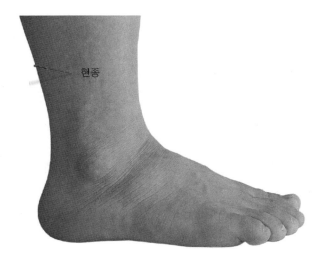

35) 양교(陽交) GB-35 양유맥(陽維脈)의 극혈(郄穴)

[취 혈 법] 외과첨(外踝尖)과 슬중(膝中)을 이은 선에서 외과첨 상 7촌의 비골(腓骨) 후연(後緣)에 취한다.

[자 침 법] 直刺 0.5~0.8寸, 灸

36) 외구(外丘) GB-36 극혈(郄穴)

[취 혈 법] 양교(陽交) 앞 1촌으로 외과첨(外踝尖)과 슬중(膝中)을 이은 선에서 외과첨 상 7촌의 비골(腓骨) 전연(前緣)에 취한다.

[자 침 법] 直刺 0.5~0.8寸, 灸

37) 광명(光明) GB-37 낙혈(絡穴)

[취 혈 법] 외과첨(外踝尖)과 슬중(膝中)을 이은 선에서 외과첨 상 5촌의 비골(腓骨) 전연(前緣)에 취한다.

[자 침 법] 直刺 0.5~0.8寸, 灸

38) 양보(陽輔) GB-38 경화혈(經火穴)

[취 혈 법] 외과첨(外踝尖)과 슬중(膝中)을 이은 선에서 외과첨 상 4촌의 비골(腓骨) 전연(前緣)에 취한다.

[자 침 법] 直刺 0.5~0.8寸, 灸

39) 현종(懸鐘) GB-39 팔회혈(八會穴) 중 수회(髓會)

[취 혈 법] 외과첨(外踝尖)과 슬중(膝中)을 이은 선에서 외과첨 상 3촌(絶骨)의 비골(腓骨) 전연(前緣)에 취한다.

[자 침 법] 비골(腓骨) 전연(前緣)에서 시작하여 경골(脛骨) 후연(後緣)을 지나 삼음교(三陰交)를 향한다. 0.5~1寸, 灸

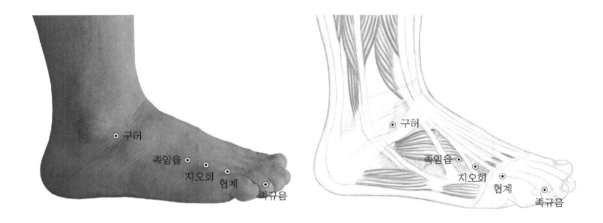

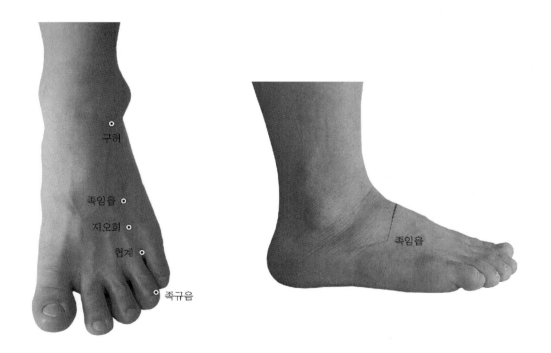

40) 구허(丘墟) GB-40 `원혈(原穴)`

[취 혈 법]   외과첨(外踝尖) 하전방(下前方)의 장지신근건(長趾伸筋腱) 외측연(外側緣) 함요
처(陷凹處)에 취한다.

[자 침 법]   태계 방향으로 直刺 1~1.5寸, 灸

41) 족임읍(足臨泣) GB-41 `수목혈(輸木穴)` `팔맥교회혈(八脈交會穴)-대맥(帶脈)`

[취 혈 법]   족배측(足背側) 제4 지(趾) 외측(外側) 중족골저(中足骨底) 전함중(前陷中)에
취한다.

[자 침 법]   直刺 0.3~0.5寸, 灸

42) 지오회(地五會) GB-42

[취 혈 법]   족배측(足背側) 제4지(趾) 외측(外側) 중족골두(中足骨頭) 후함중(後陷中)에
취한다.

[자 침 법]   直刺 0.3~0.5寸, 禁灸

43) 협계(俠谿) GB-43 `형수혈(滎水穴)`

[취 혈 법]   족배측(足背側) 제4·5 지(趾) 접합부(接合部) 적백육제(赤白肉際)에 취한다.

[자 침 법]   直刺 0.2~0.3寸, 灸

44) 족규음(足竅陰) GB-44 `정금혈(井金穴)`

[취 혈 법]   족배측(足背側) 제4 지(趾) 외측(外側) 조갑근각(爪甲根角) 옆 0.1촌에 취한다.

[자 침 법]   直刺 0.1寸, 혹 點刺出血, 灸

족소양담경 소속경혈의 취혈자침

경 혈		취 혈	자 침	주 치
GB-01	동자료 (瞳子髎)	목외자(目外眥) 외방 0.5촌의 골함중(骨陷中)에 취한다.	直刺 0.1~0.3寸 禁灸	각막염(角膜炎) 야맹(夜盲) 치통(齒痛) 망막염(網膜炎) 시신경위축(視神經萎縮) 안구충혈(眼球充血) 두통(頭痛) 안면신경마비(顔面神經麻痺)
GB-02	청회(聽會)	이주(耳珠) 전연(前緣) 하방 절흔(切痕) 과 하악관절돌기(下顎關節突起) 사이에 취한다.	直刺 0.1~0.3寸 禁灸	이명(耳鳴) 중이염(中耳炎) 농아(聾啞) 안면신경마비(顔面神經麻痺) 결막염(結膜炎) 하악탈구(下顎脫臼)
GB-03	상관(上關)	협골궁(頰骨弓) 중간상연(中間上緣)의 함중(陷中)으로 하관(下關)과 상하(上下) 로 상대되는 곳에 취한다.	直刺 0.1~0.3寸 禁灸	치통(齒痛) 구안와사(口眼喎斜) 이명(耳鳴) 이롱(耳聾) 두통(頭痛) 하악탈골(下顎脫骨) 안병(眼病)
GB-04	함염(頷厭)	두유(頭維)와 곡빈(曲鬢)의 연결선을 4 등분하여 위로부터 1/4 되는 곳에 취한다	直刺 0.1~0.3寸 灸	두통(頭痛) 현훈(眩暈) 이명(耳鳴) 안면신경마비(顔面神經麻痺) 삼차신경통(三叉神經痛) 눈병
GB-05	현로(懸顱)	두유(頭維)와 곡빈(曲鬢) 연결선의 중점(中點)에 취한다.	直刺 0.1~0.3寸 灸	목외자통(目外眥痛) 뇌충혈(腦充血) 두통(頭痛) 치통(齒痛) 비염(鼻炎) 뇌신경쇠약(腦神經衰弱)
GB-06	현리(懸釐)	두유(頭維)와 곡빈(曲鬢)의 연결선을 4 등분하여 아래로부터 1/4 되는 곳에 취한다.	直刺 0.1~0.3寸 灸	뇌충혈(腦充血) 두통(頭痛) 치통(齒痛) 편두통(偏頭痛) 목외자통(目外眥痛) 이명(耳鳴) 간질(癇疾)
GB-07	곡빈(曲鬢)	이첨(耳尖) 수평선(水平線)과 이주(耳珠) 전연(前緣) 수직선(垂直線)이 만나는 지점에 취한다.	直刺 0.1~0.3寸 灸	반신불수(半身不遂) 두통(頭痛) 아관긴급(牙關緊急) 치통(齒痛) 삼차신경통(三叉神經痛)
GB-08	솔곡(率谷)	이첨의 각손(角孫) 직상(直上) 1.5촌에 취한다.	直刺 0.1~0.3寸 灸	주정중독(酒精中毒) 편두통(偏頭痛) 두통(頭痛) 안질환(眼疾患) 구토(嘔吐)
GB-09	천충(天衝)	솔곡(率谷) 수평선과 이륜(耳輪) 후연의 수직선이 교차(交叉)하는 곳으로 솔곡 뒤 0.5촌에 취한다.	直刺 0.1~0.3寸 灸	두통(頭痛) 현훈(眩暈) 치통(齒痛) 간질(癇疾) 정신장애(精神障碍) 이명(耳鳴) 근연축(筋攣縮)
GB-10	부백(浮白)	천충(天衝)과 완골(完骨)을 잇는 포물선(抛物線)을 3등분하여 위로부터 1/3 지점에 취한다.	直刺 0.1~0.3寸, 灸	두통(頭痛) 이명(耳鳴) 난청(難聽) 치신경통(齒神經痛) 편도선염(偏桃腺炎) 호흡곤란(呼吸困難) 눈병
GB-11	두규음 (頭竅陰)	천충(天衝)과 완골(完骨)을 잇는 포물선(抛物線)을 3등분하여 아래로부터 1/3 지점에 취한다.	直刺 0.1~0.3寸 灸	이병(耳病) 눈병(眼病) 현훈(眩暈) 뇌충혈(腦充血) 뇌막염(腦膜炎) 구고(口苦) 두정통(頭頂痛) 후비(喉痺)

경 혈		취 혈	자 침	주 치
GB-12	완골(完骨)	유양돌기 하후방 함중(陷中)에 취한다.	直刺 0.3~1寸, 灸	난청(難聽) 이명(耳鳴) 후비(喉痺) 구안와사(口眼喎斜) 뇌제질환(腦諸疾患) 편두통(偏頭痛) 안면제질환(顔面諸疾患)
GB-13	본신(本神)	전발제(前髮際) 상 0.5촌의 신정(神庭) 외방 3촌으로 신정(神庭)과 두유(頭維)를 이은 선에서 바깥쪽 1/3 지점에 취한다.	直刺 0.1~0.3寸, 灸	뇌충혈(腦充血) 현훈(眩暈) 구토(嘔吐) 경항강급(頸項强急) 소아섬망(小兒譫妄) 흉협통(胸脇痛) 간질(癎疾)에 묘혈(妙穴)
GB-14	양백(陽白)	동공(瞳孔) 중심(中心) 직상(直上)으로 눈썹 위 1촌에 취한다.	直刺 0.1~0.3寸 禁灸	제반안병(諸般眼病) 안검경련(眼瞼痙攣) 두중(頭重) 삼차신경통(三叉神經痛) 수기각성(睡氣覺醒)
GB-15	두임읍 (頭臨泣)	동공(瞳孔) 중심(中心) 직상(直上)으로 전발제(前髮際) 상 0.5촌에 취한다.	直刺 0.1~0.3寸 灸	누액과다(淚液過多) 축농증(蓄膿症) 결막충혈(結膜充血) 각막염(角膜炎) 두통(頭痛) 현훈(眩暈) 중풍(中風)
GB-16	목창(目窓)	동공(瞳孔) 중심(中心) 직상(直上)으로 전발제(前髮際) 상 1.5촌, 두임읍(頭臨泣) 후방 1촌에 취한다.	直刺 0.1~0.3寸 灸	안구충혈(眼球充血) 시력감퇴(視力減退) 안면부종(顔面浮腫) 두통(頭痛)
GB-17	정영(正營)	동공(瞳孔) 중심(中心) 직상(直上)으로 전발제(前髮際) 상 2.5촌, 두임읍(頭臨泣) 후방 2촌에 취한다.	直刺 0.1~0.3寸 灸	현훈(眩暈) 두통(頭痛) 뇌빈혈(腦貧血) 치통(齒痛) 오심(惡心) 구토(嘔吐)
GB-18	승령(承靈)	동공(瞳孔) 중심(中心) 직상(直上)으로 전발제(前髮際) 상 4촌, 정영(正營) 후방 1.5촌에 취한다.	直刺 0.1~0.3寸, 灸	두통(頭痛) 현훈(眩暈) 뉵혈(衄血)
GB-19	뇌공(腦空)	풍부(風府) 상 1.5촌의 뇌호(腦戶)와 수평선으로 풍지(風池) 직상(直上) 1.5촌에 취한다.	直刺 0.1~0.3寸 灸	두통(頭痛) 후두신경통(後頭神經痛) 두중(頭重) 현훈(眩暈) 천식(喘息) 오한발열(惡寒發熱) 전간(癲癎) 목통(目痛)
두부(頭部) : 두(頭) · 항(項) · 이비인후과 질환				
GB-20	풍지(風池)	뇌공(腦空) 아래의 흉쇄유돌근과 승모근 기시부 사이 함중(陷中)으로 풍부(風府)와 수평이 되는 곳에 취한다.	直刺 0.5~1.0촌(寸), 灸 * 반대쪽 안구 방향으로	뇌질환(腦疾患) 이비질환(耳鼻疾患) 안질환(眼疾患) 반신불수(半身不遂) 기타 광범위하게 응용되는 혈이다.
GB-21	견정(肩井)	대추(大椎)와 견봉외단(肩峰外端)을 이은 선의 중간에 취한다.	直刺 0.3~0.5寸, 深部는 肺尖이니 심자하지 않는다. 灸	반신불수(半身不遂) 뇌충혈(腦充血) 견배동통(肩背疼痛) 회고불능(回顧不能) 자궁출혈(子宮出血) 산후냉증(産後冷症) 유선염(乳腺炎) 나력(瘰癧) 담석통(膽石痛) 갑상선기능항진(甲狀腺機能亢進)
견항부(肩項部) : 두(頭) · 항(項) · 견부(肩部) 질환				

경 혈		취 혈	자 침	주 치
GB-22	연액(淵腋)	액와(腋窩) 직하(直下) 3촌에서 제4 늑간(肋間)과 교차(交叉)하는 곳에 취한다.	直刺 0.1~0.3寸, 灸	늑간신경통(肋間神經痛) 해수(咳嗽) 흉만(胸滿) 견통(肩痛) 액하종(腋下腫) 오한발열(惡寒發熱) 늑막염(肋膜炎)
GB-23	첩근(輒筋)	연액 앞 1촌의 제4 늑간(肋間)으로 유두 외방 3촌에 취한다.	直刺 0.1~0.3寸, 灸	사지불수(四肢不隨) 언어삽체(言語澁滯) 하복창만(下腹脹滿) 구토(嘔吐)
GB-24	일월(日月)	유두(乳頭) 직하, 제7 늑간(肋間)으로 상완(上脘) 외방(外方) 4촌의 함중(陷中)에 취한다.	直刺 0.1~0.3寸, 灸	급만성간염(急慢性肝炎) 위질환(胃疾患) 장산통(腸疝痛) 횡격막경련(橫膈膜痙攣) 늑간신경통(肋間神經痛)
흉협부(胸脇部) : 흉협부 질환				
GB-25	경문(京門)	제12 늑골단(肋骨端) 하제(下際)에 취한다.	直刺 0.3~0.5寸 灸	신장염(腎臟炎) 장산통(腸疝痛) 요통(腰痛) 늑간신경통(肋間神經痛) 소아복학(小兒腹瘧) 장뇌명(腸腦鳴)
GB-26	대맥(帶脈)	제11 늑골단(肋骨端) 아래에서 제중(臍中)의 수평선(水平線)과 교차하는 곳에 취한다.	直刺 0.5~0.8寸 灸	방광염(膀胱炎) 자궁내막염(子宮內膜炎) 월경불순(月經不順) 자궁경련(子宮痙攣) 대하(帶下) 장산통(腸疝痛) 흉협통(胸脇痛) 하리(下痢) 요통(腰痛) 전립선염(前立腺炎)
GB-27	오추(五樞)	상전장골극(上前腸骨棘) 아래로 관원(關元)과 수평이 되는 지점에 취한다.	直刺 0.5~0.8寸 灸	적백대하(赤白帶下) 복통(腹痛) 변비(便秘) 요배통(腰背痛) 산증(疝症) 고환염(睾丸炎)
GB-28	유도(維道)	오추(五樞) 전하방 0.5촌 내외복사근(內外腹斜筋) 중에 있다.	直刺 0.5~0.8寸 灸	자궁내막염(子宮內膜炎) 장산통(腸疝痛) 습관성변비(習慣性便秘) 대하(帶下) 고환염(睾丸炎) 서혜선염(鼠蹊腺炎) 요통(腰痛) 구토(嘔吐) 하리(下痢)
옆구리 부위[계협부(季脇部)] : 부인과 · 생식기 · 장질환				
GB-29	거료(居髎)	상전장골극(上前腸骨棘)과 대퇴골대전자 최고점(最高點)을 이은 선의 중간에 취한다.	直刺 0.5~0.8寸 灸	고환염(睾丸炎) 자궁내막염(子宮內膜炎) 방광염(膀胱炎) 대하(帶下) 맹장염(盲腸炎) 요통(腰痛) 임질(淋疾) 하지제통(下肢諸痛)
GB-30	환도(環跳)	대전자(大轉子) 상후(上後) 함요처(陷凹處)로, 대전자와 요유(腰俞)의 연결선을 3등분하여 외측으로부터 1/3 되는 지점에 취한다.	直刺 2~3.5寸 灸	좌골신경통(坐骨神經痛) 소아마비(小兒痲痺) 반신불수(半身不遂) 각기(脚氣) 하지부병(下肢部病)에 특효혈 요부(腰部) · 대퇴부(大腿部) · 슬부(膝部)의 근육염(筋肉炎)

경 혈		취 혈	자 침	주 치
GB-31	풍시(風市)	대퇴골대전자(大腿骨大轉子)와 슬중(膝中)을 이은 선에서 슬중 상 9촌으로, 정립(正立)하고 차렷 자세로 팔을 내렸을 때 가운뎃손가락 끝이 닿는 곳에 취 한다.	直刺 0.5~1.5寸 灸	좌골신경통(坐骨神經痛) 각기(脚氣) 하지마비(下肢麻痺) 슬관절염(膝關節炎) 반신불수(半身不遂)요퇴통(腰腿痛) 전신소양(全身瘙痒)
GB-32	중독(中瀆)	대퇴골대전자(大腿骨大轉子)와 슬중(膝中)을 이은 선에서 슬중(膝中) 상 7촌으로 풍시(風市) 아래 2촌에 취한다.	直刺 0.5~0.8寸 灸	좌골신경통(坐骨神經痛) 경련(痙攣) 반신불수(半身不遂) 각기(脚氣) 하지마비(下肢麻痺))
GB-33	슬양관 (膝陽關)	대퇴골외측상과(大腿骨外側上顆) 후상연(後上緣) 함중(陷中)에 취한다.	直刺 0.5~0.8寸 灸	슬관절염(膝關節炎) 슬종통(膝腫痛) 반신불수(半身不遂) 류머티즘 하지마비(下肢麻痺) 학슬풍(鶴膝風)
대퇴관절에서 슬관절 부위 : 허리대퇴 부위의 질환				
GB-34	양릉천 (陽陵泉)	비골두하저(腓骨頭下底) 전방(前方)으로 비골(腓骨)과 경골(脛骨) 사이 함중(陷中)에 취한다.	투(透) 음릉천(陰陵泉) 0.5~1寸, 灸	슬관절염(膝關節炎) 반신불수(半身不遂) 좌골신경통(坐骨神經痛) 각기(脚氣) 전신근병(全身筋病)
GB-35	양교(陽交)	외과첨(外踝尖)과 슬중(膝中)을 이은 선에서 외과첨 상 7촌, 비골(腓骨) 후연(後緣)에 취한다.	直刺 0.5~0.8寸 灸	좌골신경통(坐骨神經痛) 천식(喘息) 하퇴외측통(下腿外側痛) 늑막염(肋膜炎)
GB-36	외구(外丘)	양교(陽交) 앞 1촌으로 외과첨(外踝尖) 과 슬중(膝中)을 이은 선에서 외과첨 상 7촌의 비골(腓骨) 전연(前緣)에 취한다.	直刺 0.5~0.8寸 灸	두통항강(頭痛項强) 흉협고만(胸脇苦滿) 비골신경통(腓骨神經痛) 각기(脚氣) 비복근경련(腓腹筋痙攣) 전질(癲疾) 공수병(恐水病)에 다장구(多壯灸)
GB-37	광명(光明)	외과첨(外踝尖)과 슬중(膝中)을 이은 선 에서 외과첨 상 5촌의 비골(腓骨) 전연(前緣)에 취한다.	直刺 0.5~0.8寸 灸	야맹증(夜盲症) 시신경위축(視神經萎縮) 근시(近視) 하지신경통(下肢神經痛) 결막염(結膜炎) 편두통(偏頭痛)
GB-38	양보(陽輔)	외과첨(外踝尖)과 슬중(膝中)을 이은 선에서 외과첨 상 4촌의 비골(腓骨) 전연(前緣)에 취한다.	直刺 0.5~0.8寸 灸	전신동통(全身疼痛) 반신불수(半身不遂) 슬관절염(膝關節炎) 심협통(心脇痛) 하지신경통(下肢神經痛) 요통(腰痛) 소아마비(小兒麻痺) 편두통(偏頭痛)
GB-39	현종(懸鐘)	외과첨(外踝尖)과 슬중(膝中)을 이은 선 에서 외과첨 상 3촌으로 비골전연(腓骨前緣)에 취한다.	투(透) 삼음교(三陰交) 0.5~1寸 灸	고혈압(高血壓) 반신불수(半身不遂) 골신경통(坐骨神經痛) 골수염(骨髓炎) 소아마비(小兒麻痺) 전신절통(全身節痛)
GB-40	구허(丘墟)	외과첨(外踝尖) 하전방(下前方)의 장지 신근건(長趾伸筋腱) 외측연(外側緣) 함요처(陷凹處)에 취한다.	태계방향으로 直刺 1~1.5寸, 灸	담낭염(膽囊炎) 늑간신경통(肋間神經痛) 좌골신경통(坐骨神經痛) 뇌충혈(腦充血) 액하종(腋下腫) 전근(轉筋)

경 혈		취 혈	자 침	주 치
GB-41	족임읍 (足臨泣)	족배측(足背側) 제4지(趾) 외측(外側) 중족골저(中足骨底) 전함중(前陷中)에 취한다.	直刺 0.3~0.5寸 灸	유선염(乳腺炎) 목외자통(目外眥痛) 결막염(結膜炎) 심내막염(心內膜炎) 늑막염(肋膜炎) 월경부조(月經不調) 경임파선결핵(頸淋巴腺結核) 담석통(膽石痛)
GB-42	지오회 (地五會)	족배측(足背側) 제4지(趾) 외측(外側) 중족골두(中足骨頭) 후함중(後陷中)에 취한다.	直刺 0.3~0.5寸 禁灸	이명(耳鳴) 목적통(目赤痛) 요통(腰痛) 유선염(乳腺炎) 액하종(腋下腫)
GB-43	협계(俠谿)	족배측(足背側) 제4 · 5지(趾) 접합부(接合部) 적백육제(赤白肉際)에 취한다.	直刺 0.2~0.3寸, 灸	이명(耳鳴) 뇌충혈(腦充血) 이롱(耳聾) 늑간신경통(肋間神經痛) 열병(熱病) 흉협통(胸脇痛) 한불출(汗不出)
GB-44	족규음 (足竅陰)	족배측(足背側) 제4지(趾) 외측(外側) 조갑근각(爪甲根角) 옆 0.1촌에 취한다.	直刺 0.1寸, 혹 點刺出血, 灸	늑막염(肋膜炎) 두통(頭痛) 졸도(卒倒) 다몽(多夢) 이롱(耳聾) 천식(喘息) 안병(眼病)늑간신경통(肋間神經痛) 뇌충혈(腦充血) 신경쇠약(神經衰弱) 심장비대(心臟肥大)

하퇴 · 족부(足部) : 두(頭) · 목(目) · 이(耳) · 후(喉) · 협부(脇部)질환, 정신질환, 열병(熱病)

주요혈		오수혈	
원혈(原穴)	구허(丘墟)	정금혈(井金穴)	족규음(足竅陰)
낙혈(絡穴)	광명(光明)	형수혈(滎水穴)	협계(俠谿)
극혈(郄穴)	외구(外丘)	수목혈(輸木穴)	족임읍(足臨泣)
모혈(募穴)	일월(日月)	경화혈(經火穴)	양보(陽輔)
배유혈(背俞穴)	담유(膽俞)	합토혈(合土穴)	양릉천(陽陵泉)

14　족궐음간경(足厥陰肝經, LR : Liver Meridian of foot−Jueyin)

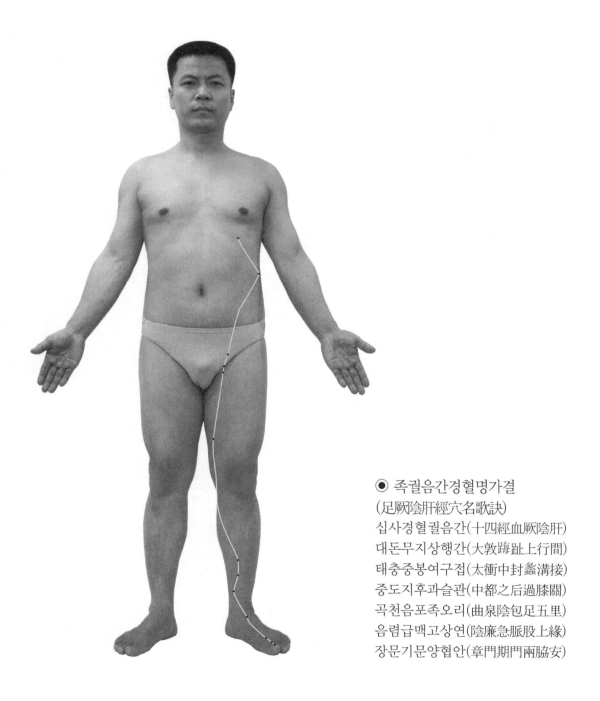

● 족궐음간경혈명가결
(足厥陰肝經穴名歌訣)
십사경혈궐음간(十四經血厥陰肝)
대돈무지상행간(大敦蹈趾上行間)
태충중봉여구접(太衝中封蠡溝接)
중도지후과슬관(中都之后過膝關)
곡천음포족오리(曲泉陰包足五里)
음렴급맥고상연(陰廉急脈股上緣)
장문기문양협안(章門期門兩脇安)

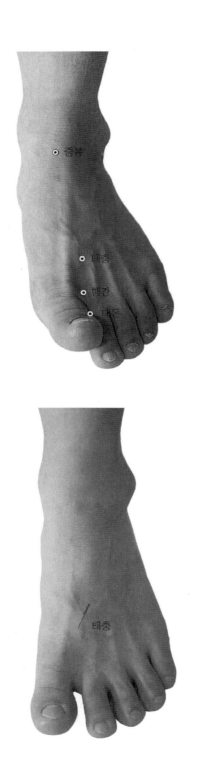

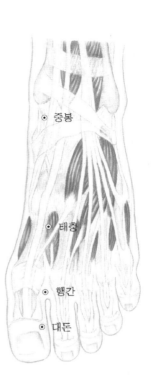

1) 대돈(大敦) LR-01 정목혈(井木穴)

[취 혈 법] 무지외측(拇趾外側) 조갑근각 옆 0.1촌에 취한다.

[자 침 법] 直刺 0.1寸, 或 삼릉침(三稜鍼) 點刺出血, 灸

2) 행간(行間) LR-02 형화혈(滎火穴)

[취 혈 법] 족배(足背) 제1 · 2 지(趾) 접합부(接合部) 적백육제(赤白肉際)에 취한다.

[자 침 법] 直刺 0.2~0.4寸, 灸

3) 태충(太衝) LR-03 수토혈(輸土穴) 원혈(原穴)

[취 혈 법] 족배(足背) 제1 · 2 중족골저(中足骨底) 접합부(接合部) 전함중(前陷中)에 취한다

[자 침 법] 直刺 0.3~0.5寸, 灸

4) 중봉(中封) LR-04 경금혈(經金穴)

[취 혈 법] 내과(內踝) 전방(前方)의 전경골근건(前脛骨筋腱) 내측연(內側緣) 함요처(陷凹處)로 해계(解谿)와 상구(商丘)의 중간에 취한다.

[자 침 법] 直刺 0.2~0.3寸, 灸

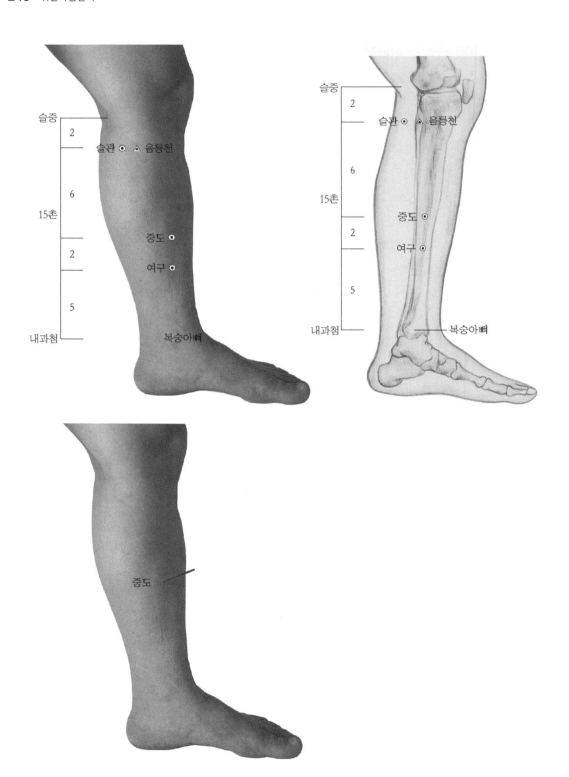

슬중

2

슬관 ⊙ △ 음릉천

6

15촌

중도 ⊙

2

여구 ⊙

5

내과첨

복숭아뼈

중도

5) 여구(蠡溝) LR-05 낙혈(絡穴)

[취 혈 법] 내과첨(內踝尖)과 슬중(膝中)을 이은 선에서 내과첨 상 5촌, 경골내측면(脛骨內側面) 중앙(中央)에 취한다.

[자 침 법] 直刺 0.1~0.3寸, 灸

6) 중도(中都) LR-06 극혈(郄穴)

[취 혈 법] 내과첨(內踝尖)과 슬중(膝中)을 이은 선에서 내과첨 상 7촌, 경골내측면(脛骨內側面) 중앙(中央)에 취한다.

[자 침 법] 直刺 0.1~0.3寸, 灸

7) 슬관(膝關) LR-07

[취 혈 법] 경골내측과(脛骨內側顆) 하후방(下後方)의 비복근(腓腹筋) 내측두(內側頭) 함중(陷中)으로 음릉천(陰陵泉) 후측(後側) 1촌에 취한다.

[자 침 법] 直刺 0.3~0.5寸, 灸

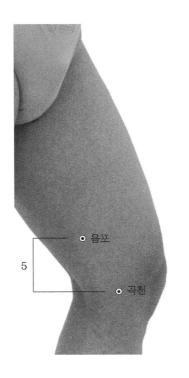

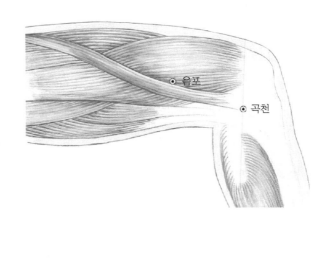

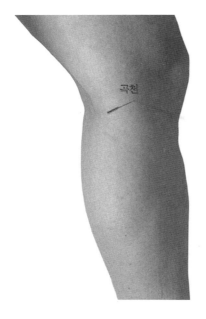

8) 곡천(曲泉) LR-08 합수혈(合水穴)

[취 혈 법] 슬와횡문(膝窩橫紋) 내측(內側)의
슬중선상(膝中線上)에서 촉지(觸
指) 되는 반막양근건(半膜樣筋腱)
전연(前緣) 함중(陷中)에 취한다.

[자 침 법] 直刺 0.5~0.8寸, 灸

9) 음포(陰包) LR-09

[취 혈 법] 대퇴(大腿) 내측(內側)으로 곡골
(曲骨) 외방 2촌의 기충(氣衝)과
곡천(曲泉)을 이은 선에서 곡천(膝
中線) 상 5촌에 취한다.

[자 침 법] 直刺 0.5~0.8寸, 灸

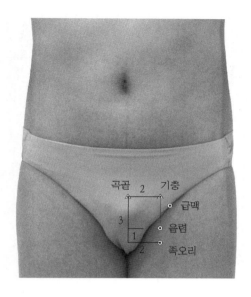 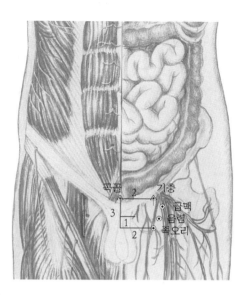

10) 족오리(足五里) LR–10

[취 혈 법] 곡골(曲骨) 외방(外方) 2촌의 기충(氣衝)과 곡천(曲泉)을 이은 선에서 기충
        직하(直下) 3촌에 취한다.

[자 침 법] 直刺 0.5~0.8寸, 灸

11) 음렴(陰廉) LR–11

[취 혈 법] 곡골(曲骨) 외방(外方) 2촌의 기충(氣衝)과 곡천(曲泉)을 이은 선에서 기충
        직하(直下) 2촌에 취한다.

[자 침 법] 直刺 0.5~0.8寸, 灸

12) 급맥(急脈) LR–12

[취 혈 법] 치골결합(恥骨結合) 하연(下緣) 외방(外方) 2.5촌에 취한다.

[자 침 법] 直刺 0.5~0.8寸, 灸, 장골동맥은 피해서 자침한다.

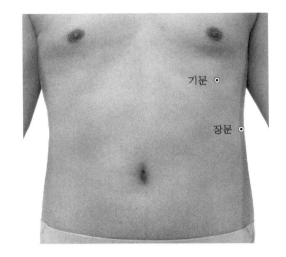

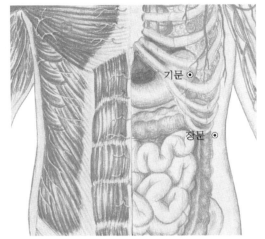

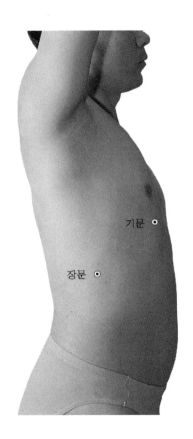

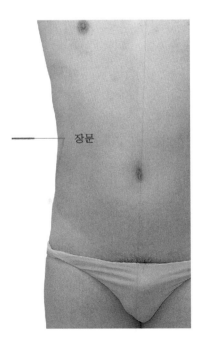

13) 장문(章門) LR-13 비경(脾經)의 모혈(募穴) 팔회혈(八會穴) 중 장회(臟會)

[취 혈 법] 제11 늑골단(肋骨端) 하제(下際)로 팔을 굽혀서 옆구리에 붙였을 때 팔꿈치 끝이 닿는 곳에 취한다.

[자 침 법] 直刺 0.5~0.8寸, 灸

14) 기문(期門) LR-14 간경(肝經)의 모혈(募穴)

[취 혈 법] 유두직하(乳頭直下), 제6 늑간(肋間)으로 거궐(巨闕) 외방 4촌에 취한다.

[자 침 법] 直刺 0.2~0.4寸, 灸

족궐음간경 소속경혈의 취혈자침

경 혈		취 혈	자 침	주 치
LR-01	대돈(大敦)	무지외측(拇趾外側) 조갑근각(爪甲根角) 옆 0.1촌에 취한다.	直刺 0.1寸, 혹 삼릉침(三稜鍼) 點刺出血, 灸	자궁출혈(子宮出血) 월경과다(月經過多) 자궁하수(子宮下垂) 두통(頭痛) 졸도(卒倒) 복막염(腹膜炎) 복수(腹水) 임질(淋疾) 고환염(睾丸炎) 산기(疝氣) 음통(陰痛) 유뇨증(遺尿症) 소아야뇨(小兒夜尿)
LR-02	행간(行間)	족배(足背) 제1·2 지(趾) 접합부(接合部) 적백육제(赤白肉際)에 취한다.	直刺 0.2~0.4寸, 灸	장산통(腸疝痛) 변비(便秘) 음경통(陰莖痛) 월경과다(月經過多) 두통(頭痛) 불면(不眠) 심계항진(心悸亢進) 소아경풍(小兒驚風) 전간(癲癇) 초기녹내장(初期綠內障) 소화불량(消化不良)
LR-03	태충(太衝)	족배(足背) 제1·2 중족골저(中足骨底) 접합부(接合部) 전함중(前陷中)에 취한다	直刺 0.3~0.5寸, 灸	급만성위장병(急慢性胃腸病) 간병(肝病) 자궁출혈(子宮出血) 황달(黃疸) 변비(便秘) 장출혈(腸出血) 두통(頭痛) 현훈(眩暈) 경풍(驚風) 내장조절작용(內臟調節作用) 고혈압(高血壓) 졸도(卒倒) 뇌출혈(腦出血)
LR-04	중봉(中封)	내과(內踝) 전방(前方)의 전경골근건(前脛骨筋腱) 내측연(內側緣) 함요처(陷凹處)로 해계(解谿)와 상구(商丘)의 중간에 취한다.	直刺 0.2~0.3寸, 灸	간염(肝炎) 유정(遺精) 배뇨곤란(排尿困難) 산기(疝氣) 황달(黃疸) 전신마비(全身麻痺)
LR-05	여구(蠡溝)	내과첨(內踝尖)과 슬중(膝中)을 이은 선에서 내과첨 상 5촌, 경골내측면(脛骨內側面) 중앙(中央)에 취한다.	直刺 0.1~0.3寸, 灸	요폐(尿閉) 자궁내막염(子宮內膜炎) 월경불순(月經不順) 산통(疝痛) 피부소양증(皮膚瘙痒症) 무좀
LR-06	중도(中都)	내과첨(內踝尖)과 슬중(膝中)을 이은 선에서 내과첨 상 7촌, 경골내측면(脛骨內側面) 중앙(中央)에 취한다.	直刺 0.1~0.3寸, 灸	붕루(崩漏) 월경과다(月經過多) 장산통(腸疝痛) 소복경련(小腹痙攣) 산후오로부지(産後惡露不止)
LR-07	슬관(膝關)	경골내측과(脛骨內側顆) 하후방(下後方)의 비복근(腓腹筋) 내측두(內側頭) 함중(陷中)으로 음릉천(陰陵泉) 후측(後側) 1촌에 취한다.	直刺 0.3~0.5寸, 灸	슬관절염(膝關節炎) 반신불수(半身不遂) 슬통(膝痛) 인후통(咽喉痛)
LR-08	곡천(曲泉)	슬와횡문(膝窩橫紋) 내측(內側)의 슬중선상(膝中線上)에서 촉지되는 반막양근건(半膜樣筋腱) 전연(前緣) 함중(陷中)에 취한다.	直刺 0.5~0.8寸, 灸	비뇨기병(泌尿器病) 슬관절염(膝關節炎) 반신불수(半身不遂)

경혈		취혈	자침	주치
LR-09	음포(陰包)	대퇴(大腿) 내측(內側)으로 곡골(曲骨) 외방 2촌의 기충(氣衝)과 곡천(曲泉)을 이은 선에서 곡천(膝中線) 상 5촌에 취한다.	直刺 0.5~0.8寸, 灸	월경불순(月經不順) 유뇨(遺尿) 요둔근경련(腰臀筋痙攣)
LR-10	족오리 (足五里)	곡골(曲骨) 외방(外方) 2촌의 기충(氣衝)과 곡천(曲泉)을 이은 선에서 기충 직하 3촌에 취한다.	直刺 0.5~0.8寸, 灸	소복창(小腹脹) 산열(産熱) 최면(催眠) 호흡곤란(呼吸困難)
LR-11	음렴(陰廉)	곡골(曲骨) 외방(外方) 2촌의 기충(氣衝)과 곡천(曲泉)을 이은 선에서 기충 직하 2촌에 취한다.	直刺 0.5~0.8寸, 灸	월경불순(月經不順) 불임증(不妊症) 백대과다(白帶過多) 음부소양(陰部瘙痒) 임질(淋疾) 소골반울혈(小骨盤鬱血)

하지부(下肢部) : 부인과질환, 비뇨생식기계, 장질환

경혈		취혈	자침	주치
LR-12	급맥(急脈)	치골결합(恥骨結合) 하연(下緣) 외방(外方) 2.5촌에 취한다.	直刺 0.5~0.8寸, 灸 장골동맥은 피해서 자침한다.	음경통(陰莖痛) 하복부통(下腹部痛) 산기(疝氣) 자궁탈(子宮脫) 대퇴내측통(大腿內側痛)
LR-13	장문(章門)	제11 늑골단(肋骨端) 하제(下際)로 팔을 굽혀 옆구리에 붙였을 때 팔꿈치 끝이 닿는 곳에 취한다.	直刺 0.5~0.8寸, 灸	소화불량(消化不良) 비장종대(脾臟腫大) 늑간신경통(肋間神經痛) 늑막염(肋膜炎) 기관지염(氣管支炎) 복막염(腹膜炎) 간염(肝炎) 장염(腸炎) 천식(喘息)
LR-14	기문(期門)	유두직하(乳頭直下), 제6 늑간(肋間)으로 거궐(巨闕) 외방 4촌에 취한다.	直刺 0.2~0.4寸, 灸	간염(肝炎) 신장염(腎臟炎) 담낭염(膽囊炎) 기관지천식(氣管支喘息) 늑막염(肋膜炎) 늑간신경통(肋間神經痛) 소화불량(消化不良)

협복부(脇腹部) : 위장질환(胃腸疾患), 산과질환(産科疾患)

주요혈		오수혈	
원혈(原穴)	태충(太衝)	정목혈(井木穴)	대돈(大敦)
낙혈(絡穴)	여구(蠡溝)	형화혈(滎火穴)	행간(行間)
극혈(郄穴)	중도(中都)	수토혈(輸土穴)	태충(太衝)
모혈(募穴)	기문(期門)	경금혈(經金穴)	중봉(中封)
배유혈(背俞穴)	간유(肝俞)	합수혈(合水穴)	곡천(曲泉)

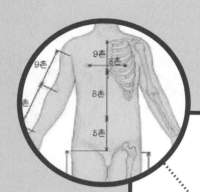

Ⅲ
경외기혈
표준취혈자침법

1 두면부

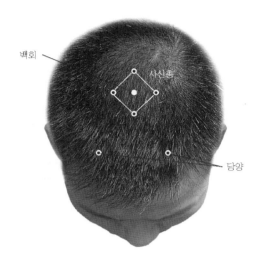

1) 사신총(四神聰)

[취 혈 법] 백회(百會)의 전후좌우 각각 1촌
[자 침 법] 直刺 0.1~0.2寸, 灸

2) 당양(當陽)

[취 혈 법] 전두부(前頭部)에서 눈동자 윗선을 따라 올라온 선의 전발제 상 1촌
[자 침 법] 直刺 0.1~0.2寸, 灸

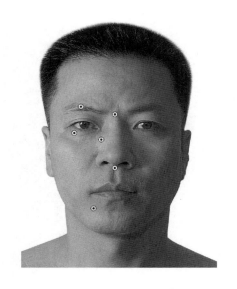
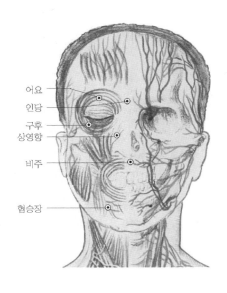

3) 인당(印堂)

[취 혈 법] 양미간(兩眉間)의 정중앙(正中央)

[자 침 법] 아래를 향해 橫刺 0.3~0.5寸, 혹 點刺出血, 禁灸

4) 어요(魚腰)

[취 혈 법] 동공(瞳孔)의 직상(直上)으로 눈썹 가운데

[자 침 법] 直刺 0.1~0.2寸, 禁灸

5) 구후(球後)

[취 혈 법] 아랫눈썹 밑, 즉, 안와하연(眼窩下緣) 외측이며 안쪽으로 1/4 들어온 곳

[자 침 법] 안광하연에서 상연으로 시신경을 따라 자침한다. 直刺 0.1~0.2寸, 禁灸

6) 상영향(上迎香)

[취 혈 법] 코 옆 비순구의 상단

[자 침 법] 내안각(內眼角)을 향해 橫刺 0.3~1寸, 禁灸

7) 협승장(俠承漿)

[취 혈 법] 승장(承漿) 양옆 1촌의 오목한 곳. 지창혈 하방

[자 침 법] 直刺 0.2~0.3寸, 禁灸

8) 비주(鼻柱)

[취 혈 법] 비중격(鼻中隔)의 직하 구륜갑

[자 침 법] 直刺 0.1~0.2寸, 禁灸

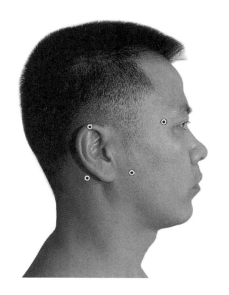
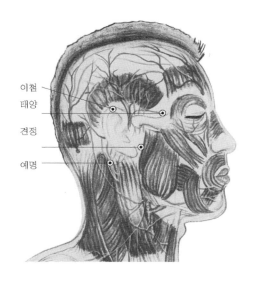

9) 태양(太陽)

[취 혈 법] 외안각(外眼角)과 눈썹 끝 사이에서 뒤로 약 1촌 오목한 곳
[자 침 법] 直刺 0.2~0.3寸, 禁灸

10) 이첨(耳尖)

[취 혈 법] 귀를 앞으로 수직(垂直)이 되도록 접었을 때 위쪽으로 뾰족한 곳
[자 침 법] 直刺 0.1~0.2寸, 點刺出血, 禁灸

11) 견정(牽正)

[취 혈 법] 귓밥 앞 5푼으로 귓밥 중점과 평행되는 곳
[자 침 법] 直刺 0.2~0.3寸, 禁灸

12) 예명(翳明)

[취 혈 법] 흉쇄유돌근 정지부, 유양돌기 하방으로 예풍 뒤쪽 1촌
[자 침 법] 直刺 0.3~0.5寸, 灸

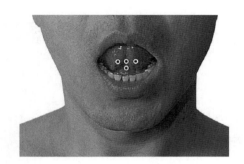 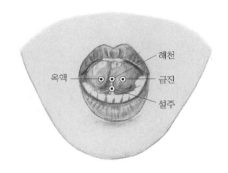

13) 설주(舌柱)

    [취 혈 법]   혓바닥 밑의 설소대(舌小帶)와 설하벽(舌下壁)이 만나는 곳
    [자 침 법]   點刺出血, 禁灸

14) 금진(金津)·옥액(玉液)

    [취 혈 법]   입을 벌리고 혀를 뒤로 접은 뒤 혀 아래 양쪽의 정맥(靜脈)에 취혈.
                   왼쪽이 금진, 오른쪽이 옥액
    [자 침 법]   點刺出血, 禁灸

15) 해천(海泉)

    [취 혈 법]   혓바닥 밑의 설소대(舌小帶) 중앙
    [자 침 법]   點刺出血, 禁灸

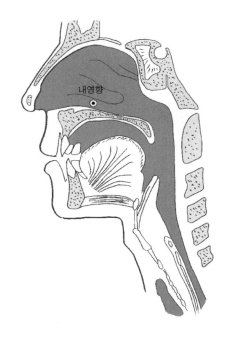

16) 내영향(内迎香)

[취 혈 법] 콧구멍 속 바깥쪽 점막

[자 침 법] 삼릉침(三稜針) 點刺出血, 禁灸

두 면 부

경 혈	취 혈	자 침	주 치
사신총 (四神聰)	백회(百會)의 전후좌우 각각 1촌	直刺 0.1~0.2寸, 灸	건망증, 불면, 뇌발육부진, 중풍, 반신불수
당양(當陽)	전두부(前頭部)에서 눈동자 윗선을 따라 올라온 선의 전발제 상 1촌	直刺 0.1~0.2寸, 灸	두통, 현훈, 안구충혈동통, 감기, 코막힘
인당(印堂)	두 눈썹머리 연결선의 중간점	아래를 향해 橫刺 0.3~0.5寸, 혹 點刺出血, 禁灸	소아경기, 두통, 현훈(眩暈), 코막힘
어요(魚腰)	동공(瞳孔)의 직상(直上)으로 눈썹 가운데	直刺 0.1~0.2寸, 禁灸	안구충혈, 근시, 편두통, 안면신마비
구후(球後)	아랫눈썹 밑, 즉, 안와하연(眼窩下緣) 외측이며 안쪽으로 1/4 들어온 곳	안광하연에서 상연으로 시신경을 따라 자침한다. 直刺 0.1~0.2寸, 禁灸	시신경염, 시신경위축, 녹내장, 백내장 등 각종 안질환
상영향 (上迎香)	코 옆 비순구의 상단	내안각(內眼角)을 향해 橫刺 0.3~1寸, 禁灸	코막힘, 코 부위 종양
협승장 (俠承漿)	승장(承漿) 양옆 1촌의 오목한 곳. 지창혈 하방	直刺 0.2~0.3寸, 禁灸	얼굴이나 뺨이 붓는 증상, 잇몸궤양, 안면신경마비(顏面神經麻痺), 안검떨림, 입 주위의 종기(腫氣), 삼차신경통(三叉 神經痛)
비주(鼻柱)	비중격(鼻中隔)의 직하 구륜갑(口輪匣)	直刺 0.1~0.2寸, 禁灸	안면신경마비, 영풍유루(迎風流淚)
태양(太陽)	눈 외각과 눈썹 끝 사이에서 뒤로 약 1촌 오목한 곳	直刺 0.2~0.3寸, 禁灸	두통(頭痛), 편두통(偏頭痛), 어지러움, 치통(齒痛)
이첨(耳尖)	귀를 앞으로 접었을 때 위쪽으로 뾰족한 곳	直刺 0.1~0.2寸, 點刺出血, 禁灸	해열(解熱) 안질(眼疾)
견정(牽正)	귓밥 앞 5푼으로 귓밥 중점과 평행되는 곳	直刺 0.2~0.3寸, 禁灸	안면신경마비(顏面神經麻痺), 구취(口臭), 구강궤양(口腔潰瘍), 하치통(下齒痛)
예명(翳明)	흉쇄유돌근 정지부, 유양돌기 하방으로 예풍 뒤쪽 1촌	直刺 0.3~0.5寸, 灸	안질(眼疾), 현훈(眩暈), 불면(不眠), 정신병(精神病), 두통(頭痛)
설주(舌柱)	혓바닥 밑의 설소대(舌小帶)와 설하벽(舌下壁)이 만나는 곳	點刺出血, 禁灸	중설(重舌), 소갈(消渴), 인후염(咽喉炎)
금진(金津) 옥액(玉液)	입을 벌리고 혀를 뒤로 접은 뒤 혀 아래 양쪽의 정맥(靜脈)에 취혈. 왼쪽이 금진, 오른쪽이 옥액	點刺出血, 禁灸	혀가 뻣뻣한 증상, 혀가 붓는 증상 구창(口瘡), 당뇨병(糖尿病), 구토(嘔吐), 설사(泄瀉), 실어(失語)
해천(海泉)	혓바닥 밑의 설소대(舌小帶) 중앙	點刺出血, 禁灸	횡격막경련, 소갈(消渴), 설염(舌炎)
내영향 (內迎香)	콧구멍 속 바깥쪽 점막	直刺 외상향(外上向) 點刺出血, 禁灸	콧병 인염(咽炎) 열나는 병, 현훈(眩暈), 냄새를 맡지 못하는 증상, 더위 먹은 증상

2 경항부

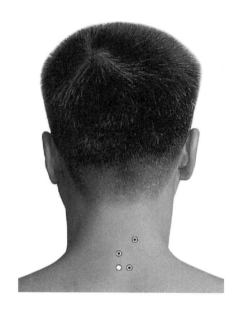 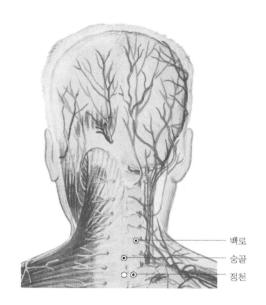

백로
숭골
정천

1) 백로(百勞)

[취 혈 법]   대추(大椎) 위 2촌으로 정중선으로부터 양옆으로 1촌 나간 곳
[자 침 법]   直刺 0.5~0.8寸, 灸

2) 숭골(崇骨)

[취 혈 법]   제6경추 극돌기 아래
[자 침 법]   直刺 0.3~0.5寸, 灸

3) 정천(定喘)

[취 혈 법]   대추 양옆 0.5촌
[자 침 법]   直刺 0.5~0.8寸, 灸

경 항 부

경 혈	취 혈	자 침	주 치
백로(百勞)	대추(大椎) 위 2촌으로 정중선으로부터 양옆으로 1촌 나간 곳	直刺 0.5~0.8寸, 灸	골증조열(骨蒸潮熱), 도한(盜汗), 자한(自汗), 경항강직, 나력(瘰癧)
숭골(崇骨)	제6경추 극돌기 아래	直刺 0.3~0.5寸, 灸	감기(感氣), 백일해(百日咳), 목경련, 학질(瘧疾), 간질(癎疾), 해수(咳嗽), 중풍(中風)
정천(定喘)	대추혈 양옆 0.5촌	直刺 0.5~0.8寸, 灸	기침, 천식, 인후통, 견배통

3 복 부

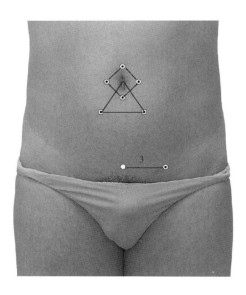 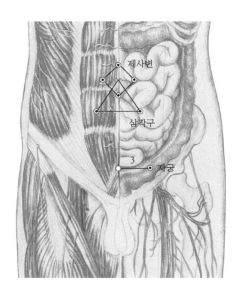

1) 제사변(臍四邊)

[취 혈 법] 제중(臍中) 상하좌우 각 1촌
[자 침 법] 直刺 0.5~0.8寸, 灸

2) 삼각구(三角灸)

[취 혈 법] 환자의 입 넓이만한 길이를 한 변으로 하는 정삼각형을 만들어 그 정점을 배꼽
　　　　　중심에 대고 밑변이 수평으로 될 때 두 각이 닿는 곳
[자 침 법] 灸

3) 자궁(子宮)

[취 혈 법] 임맥의 중극에서 양옆으로 3촌 되는 곳
[자 침 법] 直刺 0.5~1寸, 灸

복　부

경　혈	취　혈	자　침	주　치
제사변 (臍四邊)	제중(臍中) 상하좌우 각 1촌	直刺 0.5~0.8寸, 灸	전간(癲癎), 설사(泄瀉), 이질(痢疾), 복통(腹痛), 부종(浮腫)
삼각구 (三角灸)	환자의 입 넓이만한 길이를 한 변으로 하는 정삼각형을 만들어 그 정점을 배꼽 중심에 대고 밑변이 수평으로 될 때 두 각이 닿는 곳	灸	위경련(胃痙攣), 불임증(不姙症), 만성장염(慢性腸炎)
자궁(子宮)	임맥의 중극에서 양옆으로 3촌 되는 곳	直刺 0.5~1寸, 灸	월경불순, 월경통(月經痛), 불임증(不姙症), 자궁출혈(子宮出血), 대하(帶下)

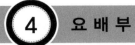

요 배 부

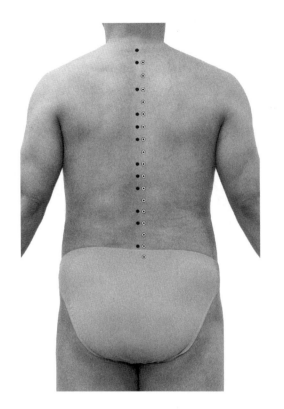
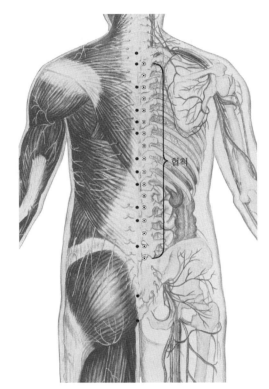

1) 협척(夾脊)

[취 혈 법] 화타의 협척혈은 제1흉추(胸椎)로부터 제5요추(腰椎)까지의 매 극돌기 하함중
옆 0.5촌으로 전해지고 있으나 현재는 경추(頸椎)를 포함해서 흉추(胸椎)와 요추
(腰椎) 외연(外緣)의 횡돌기(橫突起) 사이에 취한다.

[자 침 법] 直刺 0.5~1寸, 灸

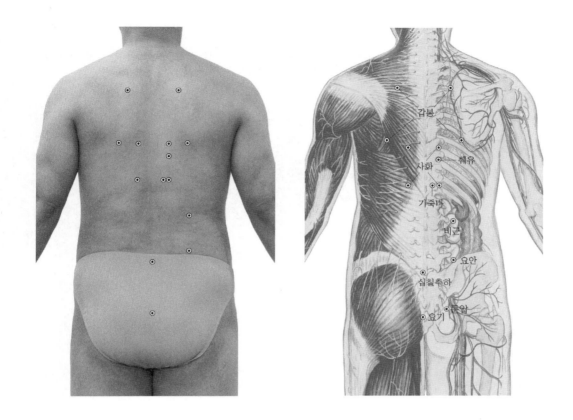

2) 갑봉(胛縫)

[취 혈 법]   견갑골(肩胛骨) 위아래 끝부분의 안쪽 기슭으로 좌우 2혈씩이다.
[자 침 법]   直刺 0.2~0.3寸, 灸

3) 췌유(膵俞)

[취 혈 법]   제8흉추 극돌기 하 양방 1.5촌
[자 침 법]   直刺 0.2~0.3寸, 灸

4) 사화(四花)

[취 혈 법]   취혈법이 복잡하나 통상 제3, 제5흉추 극돌기 하에서 양방 1.5촌, 즉
폐유(肺俞)와 심유(心俞)에 해당한다.
[자 침 법]   直刺 0.3~0.4寸, 灸

5) 기죽마(騎竹馬)

[취 혈 법]　취혈법이 복잡하나 통상 제9흉추 또는 제10흉추 극돌기 하 외방 1촌에 해당한다.

[자 침 법]　直刺 0.3~0.4寸, 灸

6) 비근(痞根)

[취 혈 법]　제1요추 극돌기 하 현추(懸樞) 양방 3.5촌

[자 침 법]　直刺 0.3~0.4寸, 灸

7) 십칠추하(十七椎下)

[취 혈 법]　제5요추 극돌기 아래

[자 침 법]　直刺 0.5~1寸, 灸

8) 요안(腰眼)

[취 혈 법]　엎드렸을 때 제4요추 극돌기 하에서 양옆에 생기는 함요처(陷凹處)

[자 침 법]　直刺 0.5~0.8寸, 灸

9) 둔압(臀壓)

[취 혈 법]　엎드린 자세에서 천골(薦骨)과 미골(尾骨)의 접합부(接合部) 요유(腰俞) 외방(外方) 2촌쯤의 함요처(陷凹處)에 근골(筋骨)을 피해서 취한다.

[자 침 법]　直刺 3.5~4.0寸, 灸

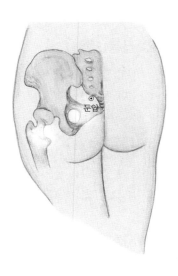

10) 요기(腰奇)

[취 혈 법]　꼬리뼈 끝에서 위로 2촌, 제2선골 아래 오목한 곳

[자 침 법]　直刺 0.3~0.5寸, 灸

요 배 부

경 혈	취 혈	자 침	주 치
협척(夾脊)	화타의 협척혈은 제1흉추(胸椎)로부터 제5요추(腰椎)까지의 매 극돌기 하함중 옆 0.5촌으로 전해지고 있으나 현재는 경추(頸椎)를 포함해서 흉추(胸椎)와 요추(腰椎)의 외연(外緣)에서 취한다.	直刺 0.5~1寸, 灸	척추 각 부위의 관절병증 및 각 장부의 질병
갑봉(胛縫)	견갑골(肩胛骨) 위아래 끝부분의 안쪽 기슭으로 좌우 2혈씩이다.	直刺 0.2~0.3寸, 灸	견갑신경통(肩胛神經痛), 견갑풍습통(肩胛風濕痛)
췌유(膵俞)	제8흉추 극돌기 하 양방 1.5촌.	直刺 0.2~0.3寸, 灸	당뇨(糖尿), 인후건조(咽喉乾燥), 복통(腹痛), 구역(嘔逆)
사화(四花)	취혈법이 복잡하나 통상 제3, 제5흉추 극돌기 하에서 양방 1.5촌, 즉 폐유(肺俞)와 심유(心俞)에 해당한다.	直刺 0.3~0.4寸, 灸	허약체질(虛弱體質), 빈혈(貧血), 해수(咳嗽), 천식(喘息), 기관지염(氣管支炎)
기죽마 (騎竹馬)	취혈법이 복잡하나 통상 제9흉추 또는 제10흉추 극돌기 하 외방 1촌에 해당한다.	直刺 0.3~0.4寸, 灸	장옹(腸癰), 치통(齒痛), 사지하부(四肢下部)의 옹저(癰疽), 정창(疔瘡)
비근(痞根)	제1요추 극돌기 하 현추(懸樞) 양방 3.5촌	直刺 0.3~0.4寸, 灸	요통(腰痛), 위통(胃痛), 간비종대(肝脾腫大), 위염(胃炎), 장염(腸炎), 위하수(胃下垂)
십칠추하 (十七椎下)	제5요추 극돌기 아래	直刺 0.5~1寸, 灸	요통(腰痛), 월경통(月經痛), 하지마비(下肢麻痺), 자궁출혈(子宮出血), 부인병(婦人病), 항문이나 외생식기(外生殖器)의 병
요안(腰眼)	엎드렸을 때 제4요추 극돌기 하에서 양옆에 생기는 함요처(陷凹處)	直刺 0.5~0.8寸, 灸	요통(腰痛), 신허(腎虛), 신하수(腎下垂), 월경부조(月經不調), 적백대하(赤白帶下), 제부인과(諸婦人科) 질병, 당뇨병(糖尿病), 고환염(睾丸炎)
둔압(臀壓)	엎드린 자세에서 천골(薦骨)과 미골(尾骨)의 접합부(接合部) 요유(腰俞) 외방(外方) 2촌쯤의 함요처(陷凹處)에 근골(筋骨)을 피해서 취한다.	直刺 3.5~4.0村	요통(腰痛), 좌골신경통(坐骨神經痛), 하지마비(下肢麻痺), 제반 하지질환(下肢疾患)
요기(腰奇)	꼬리뼈 끝에서 위로 2촌, 제2선골 아래 오목한 곳	直刺 0.3~0.5寸, 灸	간질(癎疾), 치질(痔疾), 변비(便秘)

5 상지부

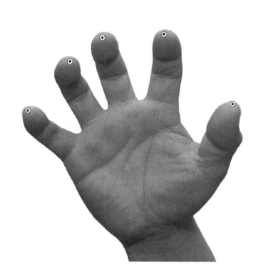

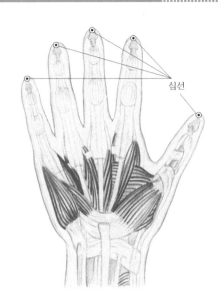

십선

1) 십선(十宣)

[취 혈 법] 열 손가락 첨단으로 손톱 끝에서 손바닥 쪽으로 0.1촌

[자 침 법] 直刺 0.1~0.2寸 淺刺, 點刺出血, 灸

2) 사봉(四縫)

[취 혈 법] 둘째 손가락부터 다섯째 손가락까지의 장측(掌側) 첫째 마디와 둘째 마디 사이
의 횡문(橫紋) 중앙

[자 침 법] 삼릉침(三稜鍼)이나 호침(毫鍼)으로 점자(點刺)하여 점액을 짜낸다.

3) 봉안(鳳眼)

[취 혈 법] 엄지손가락 장측(掌側)으로 손톱 바로 밑 마디 외측횡문 끝의 적백육제(赤白肉祭)

[자 침 법] 直刺 0.1~0.2寸, 灸

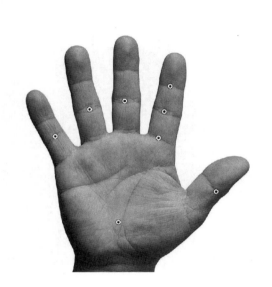
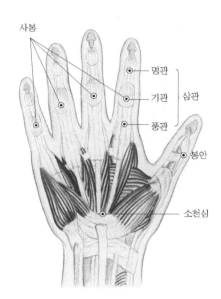

4) 삼관(三關)

[취 혈 법] 둘째 손가락 손바닥 쪽으로 밑에서부터 첫째 마디가 풍관(風關), 둘째 마디가
기관(氣關), 끝 마디가 명관(命關)

[자 침 법] 直刺 0.1~0.2寸, 禁灸

5) 소천심(小天心)

[취 혈 법] 손목의 대릉(大陵)에서 손바닥 안으로 1.5寸 들어간 곳

[자 침 법] 直刺 0.3~0.5寸, 灸

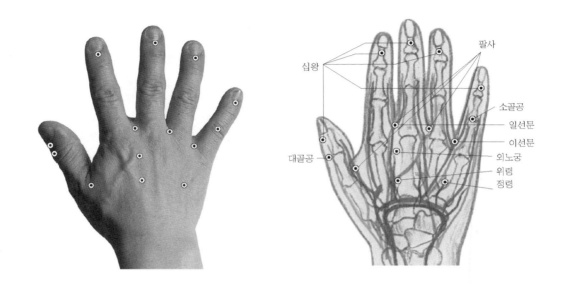

6) 대골공(大骨空)

[취 혈 법] 엄지손가락 등쪽으로 손톱 바로 밑 마디의 횡문(橫紋) 중앙
[자 침 법] 直刺 0.1~0.2寸, 灸

7) 소골공(小骨空)

[취 혈 법] 새끼손가락 등쪽으로 첫째 마디와 둘째 마디 사이의 횡문(橫紋) 중앙
[자 침 법] 直刺 0.1~0.2寸, 灸

8) 일선문(一扇門)ㆍ이선문(二扇門)

[취 혈 법] 제2ㆍ3중수골(中手骨) 사이가 일선문, 제4ㆍ5중수골(中手骨) 사이가 이선문
[자 침 법] 直刺 0.3~0.5寸, 灸

9) 위령(威靈)ㆍ정령(精靈)

[취 혈 법] 손등에서 취혈하며 손목 쪽으로 제2ㆍ3지(指) 장골(掌骨) 사이가 위령, 제4ㆍ5지
          장골 사이가 정령
[자 침 법] 直刺 0.3~0.5寸, 灸

10) 외노궁(外勞宮)

[취 혈 법] 손등의 제2 · 3 중수골(中手骨) 사이로 노궁(勞宮)과 상대되는 곳
[자 침 법] 直刺 0.3~0.5寸, 灸

11) 팔사(八邪)

[취 혈 법] 손등 쪽 다섯 손가락이 갈라진 사이에 있는 좌우 각 4개씩
[자 침 법] 直刺 0.3~0.5寸, 點刺出血, 灸

12) 십왕(十王)

[취 혈 법] 조갑근부(爪甲根部) 정중앙에서 손목 쪽으로 0.1寸 가량 들어간 곳
[자 침 법] 點刺出血, 灸

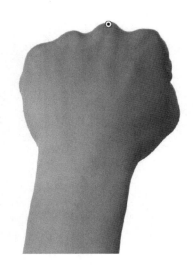
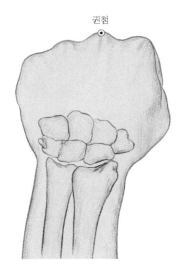

권첨

13) 권첨(拳尖)

[취 혈 법] 주먹을 쥐었을 때 중지(中指) 제1절골(節骨)의 손등 쪽 가장 튀어나온 곳
[자 침 법] 灸

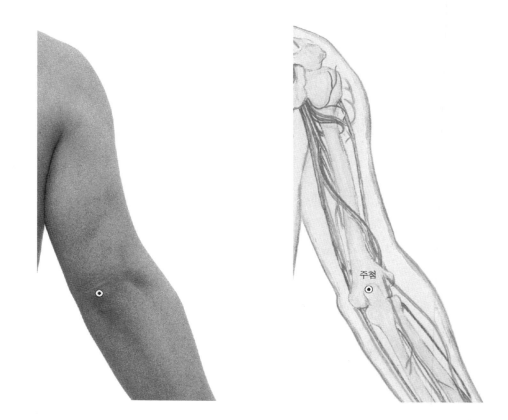

14) 주첨(肘尖)

[취 혈 법] 팔을 구부렸을 때 주두(肘頭)의 가장 튀어나온 곳
[자 침 법] 灸

상 지 부

경 혈	취 혈	자 침	주 치
십선(十宣)	열 손가락 첨단으로 손톱 끝에서 손바닥 쪽으로 0.1촌	直刺 0.1~0.2寸 淺刺 點刺出血, 灸	실신(失神), 일사병 등의 급성뇌빈혈, 쇼크, 열병(熱病), 수지마목(手指麻木)
사봉(四縫)	둘째 손가락부터 다섯째 손가락까지의 장측(掌側) 첫째 마디와 둘째 마디 사이의 횡문(橫紋) 중앙	삼릉침(三稜鍼)이나 毫鍼으로 점자(點刺)하여 점액을 짜낸다.	어린이소화불량, 어린이 감질(疳疾), 손가락 관절염(關節炎), 백일해(百日咳), 설사(泄瀉)
봉안(鳳眼)	엄지손가락 장측(掌側)으로 손톱 바로 밑 마디 외측 횡문 끝의 적백육제(赤白肉祭)	直刺 0.1~0.2寸, 灸	야맹증(夜盲症), 수지(手指)의 굴신불리(屈伸不利)
삼관(三關)	둘째 손가락 손바닥 쪽으로 밑에서부터 첫째 마디가 풍관(風關), 둘째 마디가 기관(氣關), 끝 마디가 명관(命關)	直刺 0.1~0.2寸, 禁灸	소아경기(小兒驚氣)
소천심 (小天心)	손목의 대릉(大陵)에서 손바닥 안으로 1.5촌 들어간 곳	直刺 0.3~0.5寸, 灸	풍습성 심장병, 고열혼미(高熱昏迷), 소변불통, 심교통(心絞痛)
대골공 (大骨空)	엄지손가락 등쪽으로 손톱 바로 밑 마디의 횡문(橫紋) 중앙	直刺 0.1~0.2寸, 灸	안질환(眼疾患), 토사(吐瀉), 뉵혈(衄血)
소골공 (小骨空)	새끼손가락 등쪽으로 첫째 마디와 둘째 마디 사이의 횡문(橫紋) 중앙	直刺 0.1~0.2寸, 灸	안질환(眼疾患), 손가락관절통, 후통(喉痛)
일선문(一扇門) 이선문(二扇門)	제2·3중수골(中手骨) 사이가 일선문, 제4·5중수골(中手骨) 사이가 이선문	直刺 0.3~0.5寸, 灸	안질환(眼疾患), 열이 내리지 않고 땀도 나지 않을 때
위령(威靈) 정령(精靈)	손등에서 취혈하며 손목 쪽으로 제2·3지(指) 장골(掌骨) 사이가 위령, 제4·5지 장골 사이가 정령	直刺 0.3~0.5寸, 灸	구급(救急), 두통(頭痛), 이명(耳鳴), 소아경풍(小兒驚風), 수배통(手背痛)
외노궁 (外勞宮)	손등의 제2·3 중수골 사이로 노궁(勞宮)과 상대되는 곳	直刺 0.3~0.5寸, 灸	소화불량, 소아경풍(小兒驚風), 설사, 손가락이 펴지질 않을 때
팔사(八邪)	손등 쪽 다섯손가락이 갈라진 사이에 있는 좌우 각 4개씩	直刺 0.3~0.5寸, 點刺出血, 灸	손과 팔이 붓고 아픈 증상, 번열(煩熱), 치통(齒痛), 두통(頭痛)
십왕(十王)	조갑근부(爪甲根部) 정중앙에서 손목 쪽으로 0.1촌 가량 들어간 곳	點刺出血, 灸	옹저(癰疽), 임파선염(淋巴腺炎)
권첨(拳尖)	주먹을 쥐었을 때 중지(中指) 제1절골(節骨)의 손등 쪽 가장 튀어나온 곳	灸	고열(高熱), 혼미(昏迷), 중서(中暑), 급성위장염(急性胃腸炎)
주첨(肘尖)	팔을 구부렸을 때 주두(肘頭)의 가장 튀어나온 곳	灸	옹저(癰疽), 임파선염(淋巴腺炎)

6 하지부

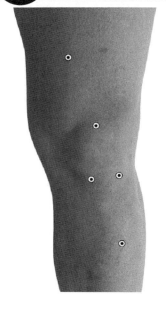
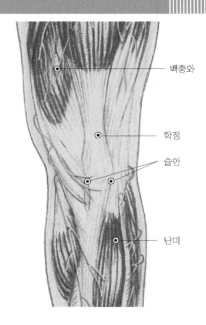

백충와
학정
슬안
난미

1) 학정(鶴頂)

[취 혈 법] 슬개골 위의 중간 오목한 곳
[자 침 법] 直刺 0.5~0.8寸, 灸

2) 난미(闌尾)

[취 혈 법] 족삼리(足三里)의 직하방 2촌의 압통점
[자 침 법] 直刺 0.5~0.8寸, 灸

3) 슬안(膝眼)

[취 혈 법] 무릎 슬개골의 아래 함요처로 안쪽은 내슬안, 바깥쪽은 외슬안
[자 침 법] 直刺 0.5~1寸, 灸

4) 백충와(百蟲窩)

[취 혈 법] 무릎 위로 비경(脾經)의 혈해(血海) 직상 1촌
[자 침 법] 直刺 1~0.8寸, 灸

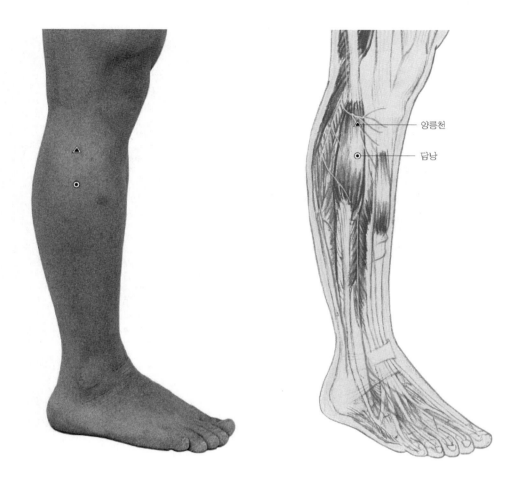

양릉천

담낭

5) 담낭(膽囊)

[취 혈 법]   양릉천(陽陵泉) 하 약 1촌의 압통점

[자 침 법]   直刺 0.5~0.8寸, 灸

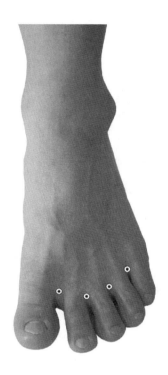
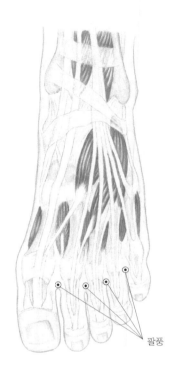

6) 팔풍(八風)

[취 혈 법] 발등 쪽 좌우 열 발가락 사이의 적백육제(赤白肉際)에 있는 8개의 혈이다.

[자 침 법] 直刺 0.3~0.5寸, 點刺出血, 灸

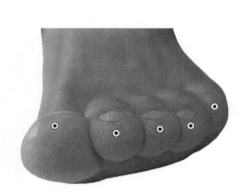

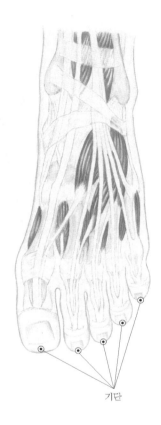

기단

7) 기단(氣端)

[취 혈 법] 발가락 첨단으로 발톱 끝에서 발바닥 쪽으로 0.1촌 되는 곳
[자 침 법] 直刺 0.1~0.2寸 淺刺, 또는 點刺出血, 灸

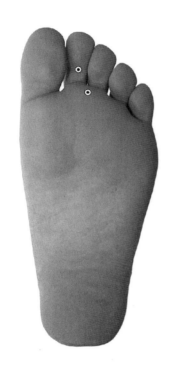
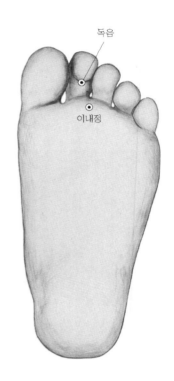

8) 이내정(裏內庭)

[취 혈 법] 발바닥 둘째 발가락과 셋째 발가락 사이로 내정과 상대되는 곳
[자 침 법] 直刺 0.3~0.5寸, 灸

9) 독음(獨陰)

[취 혈 법] 둘째 발가락 발바닥 쪽으로 2번째 마디에 해당하는 횡문(橫紋)의 중앙
[자 침 법] 直刺 0.1~0.2寸, 灸

하 지 부

경 혈	취 혈	자 침	주 치
학정(鶴頂)	슬개골 위의 중간 오목한 곳	直刺 0.5~0.8寸, 灸	슬관절염(膝關節炎), 하지마비(下肢麻痺), 발과 다리무력증(無力症)
난미(闌尾)	족삼리(足三里)의 직하방 2촌의 압통점	直刺 0.5~0.8寸, 灸	급·만성충수염(蟲垂炎), 소화불량
슬안(膝眼)	무릎 슬개골의 아래 함요처로 안쪽은 내슬안, 바깥쪽은 외슬안	直刺 0.5~1寸, 灸	무릎관절염, 각기(脚氣)
백충와 (百蟲窩)	무릎 위로 비경(脾經)의 혈해(血海) 직상 1촌	直刺 1~0.8寸, 灸	담마진(蕁麻疹), 습진(濕疹), 피부소양증(皮膚瘙痒症)
담낭(膽囊)	양릉천(陽陵泉) 하 약 1촌의 압통점	直刺 0.5~0.8寸, 灸	담낭염(膽囊炎), 옆구리 통증, 각종 담도(膽道) 질환, 하지마비(下肢麻痺)
팔풍(八風)	발등 쪽 좌우 열 발가락 사이의 적백육제(赤白肉際)에 있는 8개의 혈	直刺 0.3~0.5寸, 點刺出血, 灸	학질(瘧疾), 월경이상(月經異常), 치통(齒痛), 두통(頭痛), 각기(脚氣), 발등의 발적종창(發赤腫脹)
기단(氣端)	발가락 첨단으로 발톱 끝에서 발바닥 쪽으로 0.1촌 되는 곳	直刺 0.1~0.2寸 淺刺, 또는 點刺出血, 灸	각기(脚氣), 족지마비(足趾麻痺), 중풍혼미(中風昏迷), 구급(救急)
이내정 (裏內庭)	발바닥 둘째 발가락과 셋째 발가락 사이로 내정과 상대되는 곳	直刺 0.3~0.5寸, 灸	식중독(食中毒), 체했을 때, 급성위통(急性胃痛), 소아경풍(小兒驚風), 간질(癎疾), 발가락 통증
독음(獨陰)	둘째 발가락 발바닥 쪽으로 2번째 마디에 해당하는 횡문(橫紋)의 중앙	直刺 0.1~0.2寸, 灸	심통(心痛), 구토(嘔吐), 월경부조(月經不調), 난산(難産)

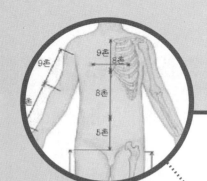

IV
국부경혈취혈

두면부(頭面部, Head and Face)

1) 전두부(前頭部)

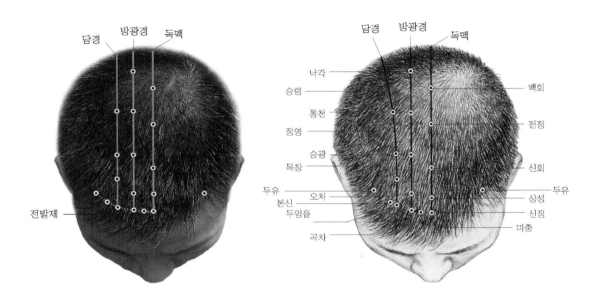

전발제(前髮際)에서 들어간 거리(세로촌수)	전정중선(前正中線)	전정중선에서 옆으로 떨어진 거리(가로촌수)				
		0.75촌	1.5촌	2.25촌	3촌	4.5촌
	독맥	족태양방광경	족태양방광경	족소양담경	족소양담경	족양명위경
0.5촌	신정(神庭)	미충(眉衝)	곡차(曲差)	두임읍(頭臨泣)	본신(本神)	두유(頭維)
1촌	상성(上星)		오처(五處)			
1.5촌				목창(目窓)		
2촌	신회(顖會)					
2.5촌			승광(承光)	정영(正營)		
3.5촌	전정(前頂)					
4촌			통천(通天)	승령(承靈)		
5촌	백회(百會)					
5.5촌			낙각(絡却)			

2) 후두부(後頭部)

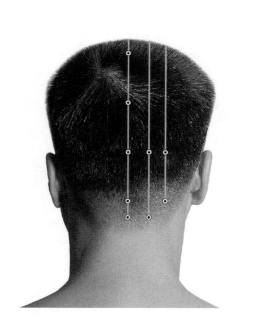

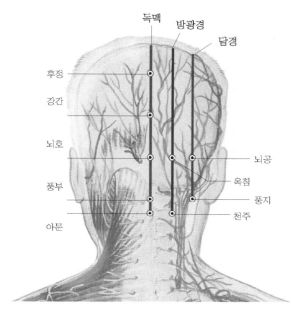

후발제(後髮際)에서 위로 올라간 거리(세로촌수)	후정중선 (後正中線)	후정중선에서 옆으로 떨어진 거리(가로촌수)	
		1.3촌	2.25촌
	독맥	족태양방광경	족소양담경
0.5촌	아문(瘂門)	천주(天柱)	
1촌	풍부(風府)		풍지(風池)
2.5촌	뇌호(腦戶)	옥침(玉枕)	뇌공(腦空)
4촌	강간(强間)		
5.5촌	후정(後頂)		

풍지(風池)[족소양담경] – 후정중선에서 옆으로 약 2.25촌 떨어져 있다. 이는 흉쇄유돌근과
　　　　　　　승모근의 사이에 해당하는 부위이다.

천주(天柱)[족태양방광경] – 후정중선에서 옆으로 1.3촌 떨어져 있다. 승모근의 외연으로 아문과
　　　　　　　수평을 이룬다.

아문(瘂門)[독맥] – 후발제 위로 0.5촌 되는 지점으로 제1경추 극돌기 아래에 위치한다.

3) 측두부(側頭部)

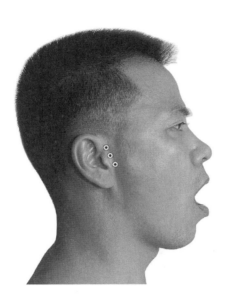 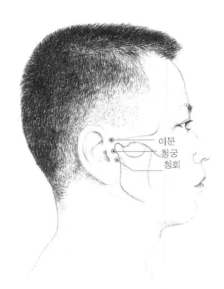

이주(耳珠)와 하악골 돌기 사이에 각각 수소양삼초경의 이문(耳門), 수태양소장경의 청궁(聽宮), 족소양담경의 청회(聽會)가 분포되어 있다. 이 세 혈은 동일한 함몰 부위에 차례로 이주 위 절흔[주상절흔(珠上切痕)]은 이문(耳門), 이주 중앙은 청궁(聽宮), [주하절흔(珠下切痕)]은 청회(聽會)이다.

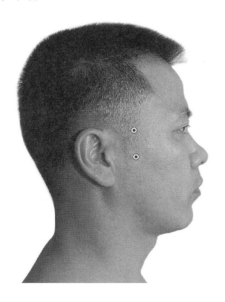 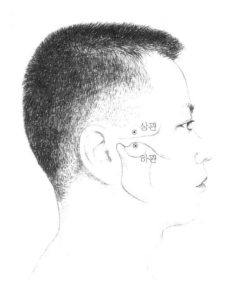

협골궁의 상, 하연에 각각 족소양담경의 상관(上關)과 족양명위경의 하관(下關)이 분포되어 있다. 하관(下關)은 협골궁과 하악절흔에 의해 형성된 함몰 중에 위치하고, 상관(上關)은 하관 바로 위로 협골궁 상연에 위치한다.

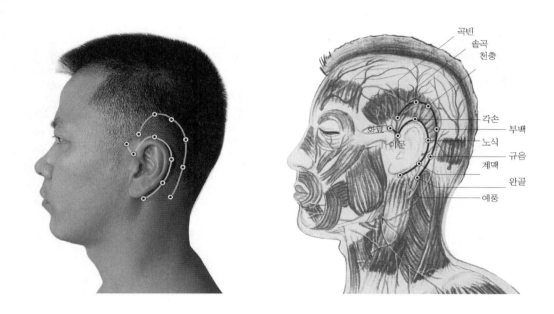

귀 부위 외측으로 족소양담경과 수소양삼초경이 분포한다.

수소양삼초경의 경우, 모두 이곽(耳廓) 외연을 따라 분포한다. 예풍(翳風)과 각손(角孫)이 각각 시종(始終)이 되고 아래 1/3은 계맥(瘈脈), 위 1/3은 노식(顱息)이 위치한다. 혹은 귀 뒤 유양돌기의 가장 높은 부위에서 수직으로 올라간 지점에서 계맥(瘈脈)을 정하고 계맥의 전하연(前下緣)에서 노식(顱息)을 정하기도 한다. 이화료(耳和髎)는 이주(耳珠) 앞 위쪽, 협골궁(頰骨弓) 윗기슭 끝으로 동맥이 뛰는 곳에서 취한다.

족소양담경의 경우, 수소양삼초경에서 외측으로 일횡지(一橫指) 정도 떨어진 부위로 이곽(耳廓)을 따라 포물선을 그리며 형성된다. 천충(天衝)과 완골(完骨)을 각각 시종(始終)으로 삼아, 상 1/3은 부백(浮白), 하1/3은 두규음(頭竅陰)이 위치한다. 솔곡(率谷)은 이첨에서 수직으로 1.5촌 올라간 자리로 삼초경의 각손(角孫)혈 상방에 위치한다. 곡빈(曲鬢)은 이첨(耳尖) 수평선과 이주(耳珠) 앞 수직선이 만나는 지점으로 각손(角孫)혈 앞으로 1寸에서 취한다.

② 두협부(頭頰部, Face and Cheek)

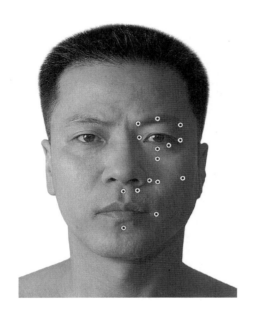 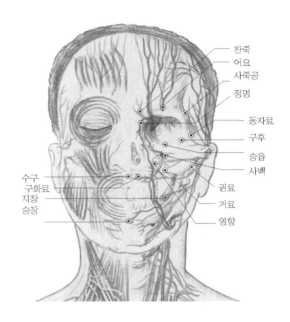

◉ 코 주위

영향(迎香)[수양명대장경] – 비익외연의 중점과 비순구가 만나는 지점

거료(巨髎)[족양명위경] – 동공에서 수직으로 내려온 선과 비익과 수평이 되는 가로선이 만나는 지점

권료(顴髎)[수태양소장경] – 목외자(目外眥)에서 수직으로 내려온 선과 관골 하연이 만나는 지점

◉ 눈 주위

찬죽(攢竹)[족태양방광경] – 눈썹머리 쪽 끝에서 홈 진 지점

어요(魚腰)[경외기혈(經外奇穴)] – 눈썹 중앙

사죽공(絲竹空)[수소양삼초경] – 목외자(目外眥) 오목한 지점

정명(睛明)[족태양방광경] – 목내자(目內眥)와 그 안쪽 뼈의 중간 지점

동자료(瞳子髎)[족소양담경] – 목외자(目外眥)에서 바깥으로 0.5촌 나간 지점에서 뼈 옆 오목한 지점

승읍(承泣)[족양명위경] – 눈동자에서 수직으로 내려 그은 선에서 안와 아래쪽 상연(上緣)

사백(四白)[족양명위경] – 안와하공의 함요부(陷凹部)

구후(球後)[경외기혈(經外奇穴)] – 안와하연에서 밖으로 1/4, 안으로 3/4 되는 지점.

◉ 입주위

지창(地倉)[족양명위경] – 입꼬리 바깥쪽으로 비순구와 만나는 지점

승장(承漿)[임맥] – 입술 아래 중앙의 오목한 지점

수구(水溝)[독맥] – 인중선의 중앙에서 위 1/2 되는 지점

구화료(口禾髎)[수양명대장경] – 콧구멍 바깥쪽 벽 수직선과 수구(水溝)혈 수평선이 만난 점

③ 경부(頸部, Neck)

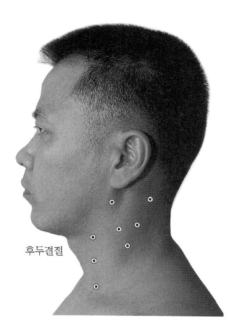

후두결절

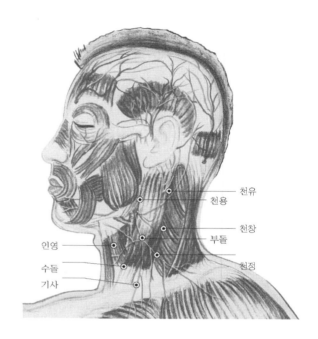

천유
천용
천창
부돌
인영
천정
수돌
기사

하악골과 수평이 되는 지점에서 흉쇄유돌근 전연과 후연에 각각 수태양소장경의 천용(天容)과 수소양삼초경의 천유(天牖)가 위치한다. 흉쇄유돌근의 전연은 수태양소장경의 천용(天容), 후연은 수소양삼초경의 천유(天牖)이다.

후두결절과 수평이 되는 지점에서 흉쇄유돌근 전,중,후에 따라 각각 족양명위경의 인영(人迎), 수양명대장경의 부돌(扶突), 수태양소장경의 천창(天窓)이 위치한다. 흉쇄유돌근의 전연에는 인영(人迎), 중간에는 부돌(扶突), 후연에는 천창(天窓)이 위치한다. 수양명대장경의 천정(天鼎)은 부돌(扶突) 아래 1촌으로 흉쇄유돌근의 후연에 위치한다.

족양명위경의 수돌(水突)은 인영(人迎)과 기사(氣舍)의 중앙으로 흉쇄유돌근의 전연에 위치한다.

기사(氣舍)는 흉쇄유돌근의 흉골두와 쇄골두 사이에 위치한다.

4 흉복부(胸腹部, Chest and Abdomen)

1) 전흉부(前胸部)

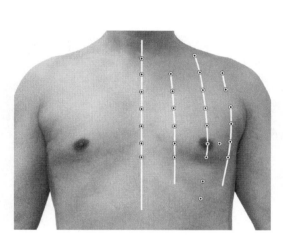

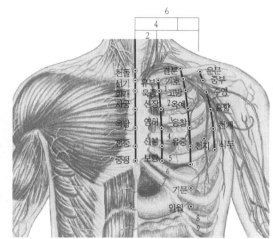

전정중선	늑간극(肋間隙)	전정중선에서 옆으로 떨어진 거리			
		2촌	4촌	5촌	6촌
임맥(任脈)		족소음신경	족양명위경	수궐음심포경	수태음폐경
천돌(天突)	흉쇄상연(胸鎖上緣)		결분(缺盆)		
선기(璇璣)	쇄골하연(鎖骨下緣)	유부(俞府)	기호(氣戶)		운문(雲門)
화개(華蓋)	제1늑간(第一肋間)	욱중(彧中)	고방(庫房)		중부(中府)
자궁(紫宮)	제2늑간(第二肋間)	신장(神藏)	옥예(玉翳)		족태음비경
					주영(周榮)
옥당(玉堂)	제3늑간(第三肋間)	영허(靈墟)	응창(膺窓)		흉향(胸鄕)
전중(膻中)	제4늑간(第四肋間)	신봉(神封)	유중(乳中)	천지(天池)	천계(天谿)
중정(中庭)	제5늑간(第五肋間)	보랑(步廊)	유근(乳根)		식두(食竇)
	제6늑간(第六肋間)		족궐음간경		
			기문(期門)		
	제7늑간(第七肋間)		족소양담경		
			일월(日月)		

2) 상복부(上腹部)

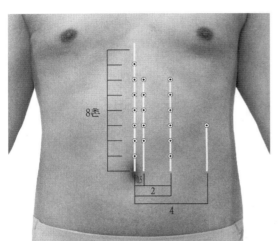
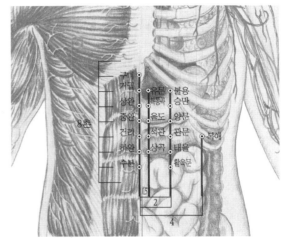

복정중선 (腹正中線)	제상(臍上)	복정중선(腹正中線)에서 떨어진 거리		
		0.5촌	2촌	4촌
임맥(任脈)		족소음신경	족양명위경	족태음비경
수분(水分)	1촌		활육문(滑肉門)	
하완(下脘)	2촌	상곡(商曲)	태을(太乙)	
건리(建里)	3촌	석관(石關)	관문(關門)	복애(腹哀)
중완(中脘)	4촌	음도(陰都)	양문(梁門)	
상완(上脘)	5촌	복통곡(腹通谷)	승만(承滿)	
거궐(巨闕)	6촌	유문(幽門)	불용(不容)	
구미(鳩尾)	7촌			

3) 하복부(下腹部)

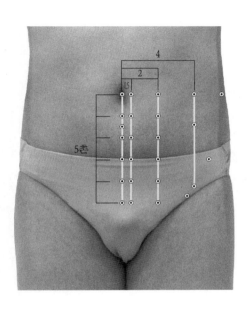 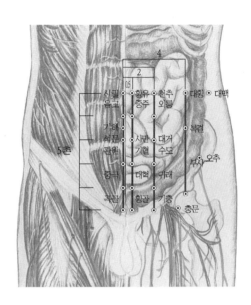

제정중선 (臍正中線) 임맥(任脈)	제하(臍下)	전정중선에서 옆으로 떨어진 거리				
		0.5촌 족소음신경	2촌 족양명위경	3.5촌 족태음비경	4촌 족태음비경	기타(其他) 족소양담경
신궐(神闕)	제중(臍中)	황유(肓兪)	천추(天樞)		대횡(大橫)	대맥(帶脈)
음교(陰交)	1촌	중주(中注)	외릉(外陵)			
	1.3촌				복결(腹結)	
기해(氣海)	1.5촌					
석문(石門)	2촌	사만(四滿)	대거(大巨)			
관원(關元)	3촌	기혈(氣穴)	수도(水道)			오추(五樞)
중극(中極)	4촌	대혁(大赫)	귀래(歸來)			
	4.3촌				부사(府舍)	
곡골(曲骨)	5촌	횡골(橫骨)	기충(氣衝)	충문(衝門)		

5 요배부(腰背部, Back and Loins)

1) 배부(背部)

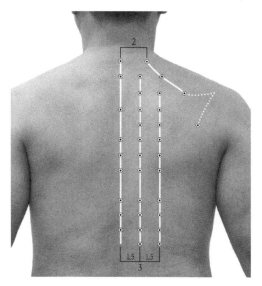
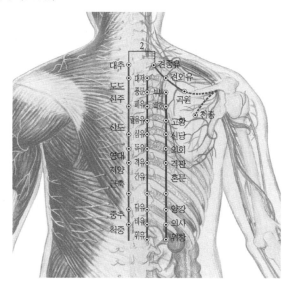

후정중선극돌하함요 (後正中線棘突下陷凹) 독맥(督脈)	경흉추극돌기하 (頸胸椎棘突下) 함몰중	후정중선에서 옆으로 떨어진 거리			
		1.5촌	2촌	3촌	기타
		족태양방광경	수태양소장경	수태양소장경	수태양소장경
대추(大椎)	제7경추하(第七頸椎下)		견중유(肩中俞)		
도도(陶道)	제1흉추하(第一胸椎下)	대저(大杼)		견외유(肩外俞)	
	제2흉추하(第二胸椎下)	풍문(風門)		족태양방광경 부분(附分)	곡원(曲垣)
신주(身柱)	제3흉추하(第三胸椎下)	폐유(肺俞)		백호(魄戸)	
	제4흉추하(第四胸椎下)	궐음유(厥陰俞)		고황(膏肓)	천종(天宗)
신도(神道)	제5흉추하(第五胸椎下)	심유(心俞)		신당(神堂)	
영대(靈臺)	제6흉추하(第六胸椎下)	독유(督俞)		의희(譩譆)	
지양(至陽)	제7흉추하(第七胸椎下)	격유(膈俞)		격관(膈關)	
근축(筋縮)	제9흉추하(第九胸椎下)	간유(肝俞)		혼문(魂門)	
중추(中樞)	제10흉추하(第十胸椎下)	담유(膽俞)		양강(陽綱)	
척중(脊中)	제11흉추하(第十一胸椎下)	비유(脾俞)		의사(意舍)	
	제12흉추하(第十二胸椎下)	위유(胃俞)		위창(胃倉)	

2) 요저부(腰骶部)

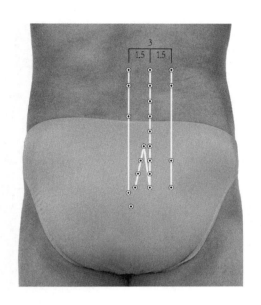
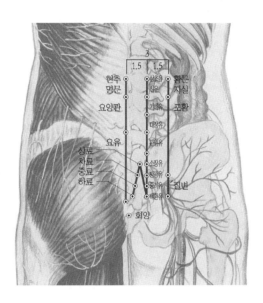

후정중선 (後正中線) 독맥(督脈)	요저추극돌하요함중 (腰骶椎棘突下凹陷中)	후정중선에서 옆으로 떨어진 거리		
		0.75촌 이내	1.5촌	3촌
		족태양방광경	족태양방광경	족태양방광경
현추(懸樞)	제1요추(第一腰椎)		삼초유(三焦俞)	황문(肓門)
명문(命門)	제2요추(第二腰椎)		신유(腎俞)	지실(志室)
	제3요추(第三腰椎)		기해유(氣海俞)	
요양관(腰陽關)	제4요추(第四腰椎)		대장유(大腸俞)	
	제5요추(第五腰椎)		관원유(關元俞)	
	제1후천골공(第一後薦骨孔)	상료(上髎)	소장유(小腸俞)	
	제2후천골공(第二後薦骨孔)	차료(次髎)	방광유(膀胱俞)	포황(胞肓)
	제3후천골공(第三後薦骨孔)	중료(中髎)	중려유(中膂俞)	
	제4후천골공(第四後薦骨孔)	하료(下髎)	백환유(白環俞)	질변(秩邊)

6 협록부(脇肋部, Hypochondrium)

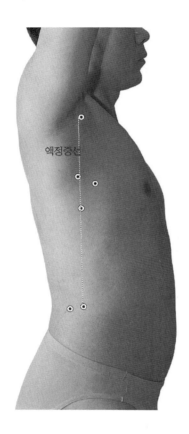

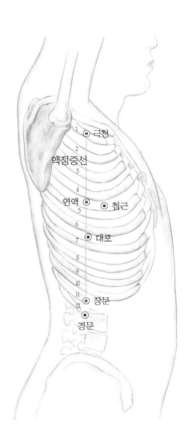

◉ 액중선(腋中線)

극천(極泉)[수소음심경] – 액와(腋窩) 중점

연액(淵腋)[족소양담경] – 액와 정중선과 제4늑간선이 만나는 지점

첩근(輒筋)[족소양담경] – 연액(淵腋)에서 앞으로 1촌 나간 지점으로 역시 제4늑간선에 위치

대포(大包)[족태음비경] – 액와 정중선과 제6늑간선이 만나는 지점

장문(章門)[족궐음간경] – 제11늑단(肋端)

경문(京門)[족소양담경] – 제12늑단(肋端)

7 상지부(上肢部, Upper Extremities)

1) 견부(肩部)

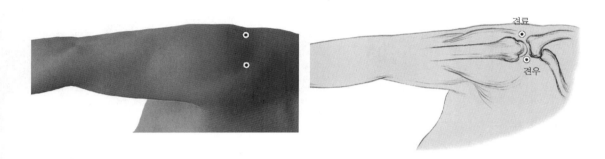

어깨를 펴 들면 두 개의 함몰이 생긴다. 앞의 함몰은 수양명대장경의 견우(肩髃)이고 뒤의 함몰은 수소양삼초경의 견료(肩髎)이다.

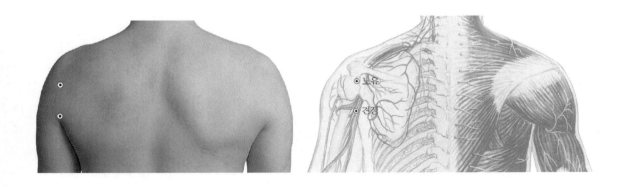

견정(肩貞)[수태양소장경] – 후액문두(後液紋頭) 상(上) 1촌 되는 지점

노유(臑俞)[수태양소장경] – 후액문두(後液紋頭) 상(上) 견갑골 밑에 닿은 곳의 오목한 지점

2) 상비부(上臂部)

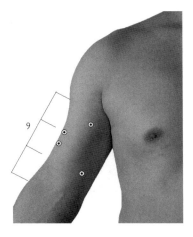
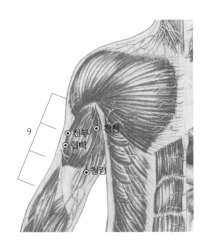

● 수삼음경(手三陰經)

수태음폐경의 천부(天府), 협백(俠白) 두 혈은 모두 상완이두근건의 요측연에 위치한다.

천부(天府) – 전액문두(前腋紋頭) 하(下) 3촌

협백(俠白) – 전액문두(前腋紋頭) 하(下) 4촌, 즉, 천부(天府) 하 1촌

천천(天泉) – 수궐음심포경 – 상완이두근의 두 근 사이로 액문두 하 2촌

청령(靑靈) – 수소음심경 – 상완이두근의 내측구, 주횡문(肘橫紋) 상 3촌

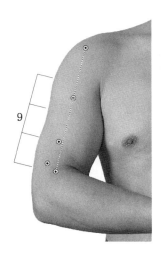
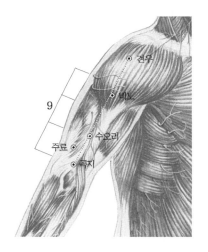

● 수삼양경(手三陽經)

수양명대장경의 수오리(手五里), 비노(臂臑) 두 혈은 곡지(曲池)와 견우(肩髃)를 이은 연장선

상에 위치한다.

   수오리(手五里) – 곡지(曲池) 상 3촌

   비노(臂臑) – 곡지(曲池) 상 7촌

   주료(肘髎) – 곡지(曲池) 외상방(外上方) 1촌

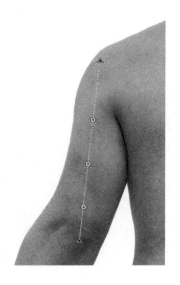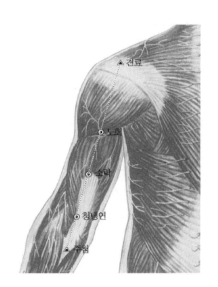

   수소양삼초경의 청냉연(清冷淵), 소락(消濼), 노회(臑會) 세 혈은 주첨(肘尖)과 견료(肩髎)의 연장선상에 있다.

   청냉연(清冷淵) – 주첨(肘尖) 상 2촌

   노회(臑會) – 삼각근 후 하연

   소락(消濼) – 주첨(肘尖) 상 5촌

3) 주관절부(肘關節部)

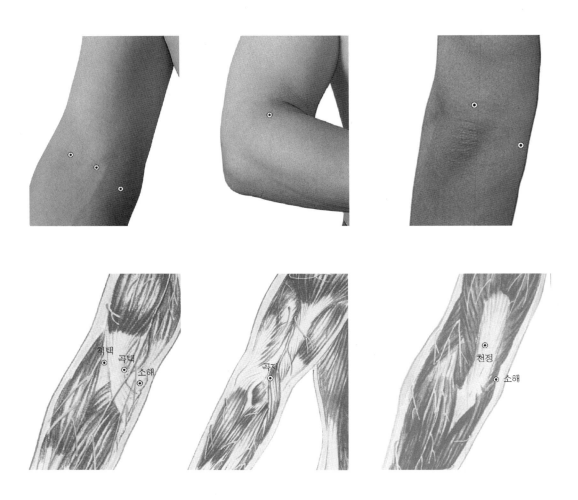

수태음폐경의 척택(尺澤), 수궐음심포경의 곡택(曲澤)은 주횡문 상에 위치한다.

척택(尺澤)[수태음폐경] – 상완이두근건의 요측연(橈側緣)

곡택(曲澤)[수궐음심포경] – 상완이두근건의 척측연(尺側緣)

소해(少海)[수소음심경] – 주횡문의 내측단과 상완골내측과를 이은 선의 중점

소해(小海)[수태양소장경] – 주두(肘頭)와 상완골내측과의 사이 오목한 지점

곡지(曲池)[수양명대장경] – 척택(尺澤)과 상완골외상과를 이은 선의 중점

천정(天井)[수소양삼초경] – 주첨(肘尖) 상 1촌

4) 전비부(前臂部)

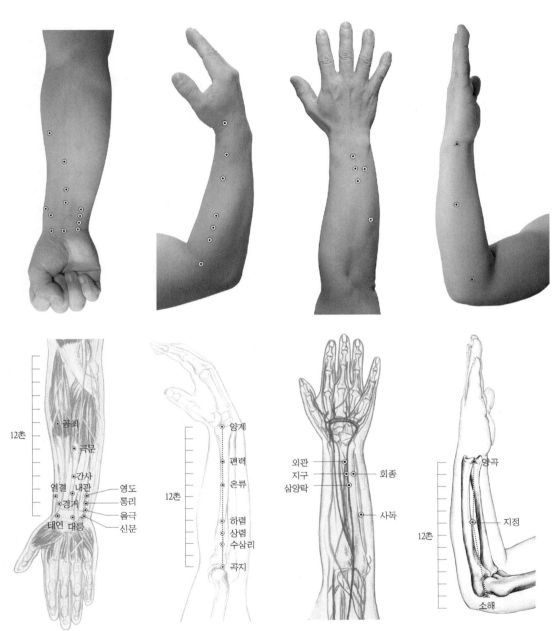

● 수삼음경(手三陰經)

　수태음폐경의 공최(孔最), 경거(經渠) 두 혈은 모두 전완의 내측에서 요측연으로 척택(尺澤)과 태연(太淵)을 이은 연장선상에 위치한다.

공최(孔最) ― 완횡문 상 7촌,

경거(經渠) ― 완횡문 상 1촌,

열결(列缺) ― 요골두(橈骨頭) 상

수궐음심포경의 극문(郄門), 간사(間使), 내관(內關)은 모두 전완의 중앙에 위치한다.

극문(郄門) ― 완횡문 상 5촌,

간사(間使) ― 완횡문 상 3촌,

내관(內關) ― 완횡문 상 2촌

수소음심경의 영도(靈道), 통리(通里), 음극(陰郄) 세 혈은 모두 전완의 척측(尺側)으로 척측수근굴근건(尺側手根屈筋腱)의 요측에 위치한다.

영도(靈道) ― 완횡문 상 1.5촌,

통리(通里) ― 완횡문 상 1촌,

음극(陰郄) ― 완횡문 상 0.5촌

◉ 수삼양경(手三陽經)

수양명대장경의 편력(偏歷), 온류(溫溜), 하렴(下廉), 상렴(上廉), 수삼리(手三里)는 모두 양계(陽谿)와 곡지(曲池)의 연결선상에 위치한다.

편력(偏歷) ― 양계(陽谿) 상 3촌,

온류(溫溜) ― 양계 상 5촌,

하렴(下廉) ― 곡지(曲池) 하 4촌,

상렴(上廉) ― 곡지(曲池) 하 3촌,

수삼리(手三里) ― 곡지(曲池) 하 2촌

수소양삼초경의 외관(外關), 지구(支溝), 회종(會宗), 삼양락(三陽絡), 사독(四瀆)은 모두 척골과 요골의 사이에 위치한다.

외관(外關) ― 완횡문 상 2촌,

지구(支溝) ― 완횡문 상 3촌,

회종(會宗) ― 지구(支溝)와 척골 사이,

삼양락(三陽絡) ― 완횡문 상 4촌,

사독(四瀆) ― 주첨(肘尖) 하 5촌

수태양소장경의 지정(支正)은 척골의 장측면(掌側面)으로 양곡(陽谷)과 소해(小海)를 이은 연장선에서 완횡문 위 5촌에 위치한다.

5) 완횡문부(腕橫紋部)

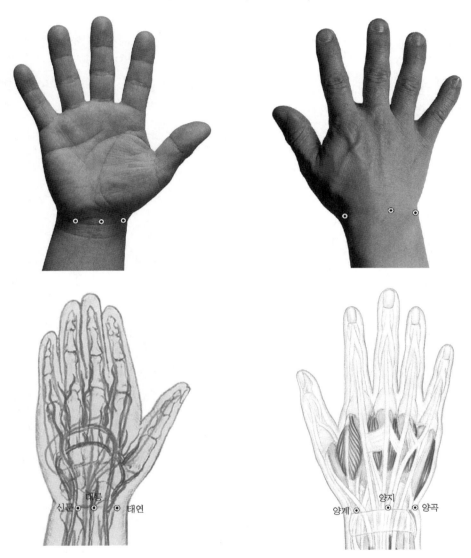

신문 · 대릉 · 태연

양계 · 양지 · 양곡

● 수삼음경(手三陰經)

태연(太淵), 대릉(大陵), 신문(神門) 세 혈은 모두 완횡문(腕橫紋)에 위치한다.

태연(太淵)[수태음폐경] – 완횡문(腕橫紋) 요골동맥 박동 부위

대릉(大陵)[수궐음심포경] – 완횡문(腕橫紋) 중앙으로 두 힘줄 사이의 골

신문(神門)[수소음심경] – 완횡문(腕橫紋) 끝, 척골수근굴근건 안쪽 밑, 두 힘살 사이

◉ 수삼양경(手三陽經)

양계(陽谿), 양지(陽池), 양곡(陽谷) 세 혈은 모두 손등 쪽 손목 가로금 위에 위치한다.

양계(陽谿)[수양명대장경] – 요측(橈側) 완배횡문(腕背橫紋) 엄지를 치켜들었을 때 나타나는
두 힘줄 사이

양지(陽池)[수소양삼초경] – 손등 쪽 손목관절의 중앙지점에서 요골과 척골 사이의 오목한 곳

양곡(陽谷)[수태양소장경] – 척골경상돌기 아래에서 손목 쪽 오목한 지점

6) 장지관절부(掌指關節部)

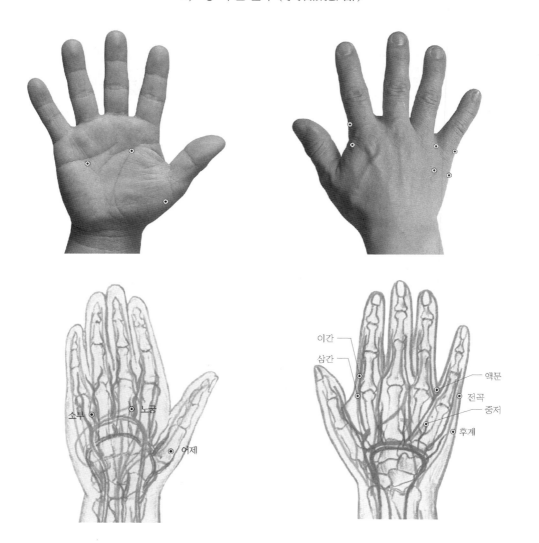

◉ 수삼음경(手三陰經)

　　노궁(勞宮)[수궐음심포경] – 제2, 3중수골 사이에서 주먹을 쥐면 중지의 끝이 닿는 지점
　　소부(少府)[수소음심경] – 제4, 5중수골의 사이로 주먹을 쥐었을 때 새끼손가락이 손바닥에
　　　　　닿는 부위
　　어제(魚際)[수태음폐경] – 제1중수골의 중간, 적백육제(赤白肉際)

◉ 수삼양경(手三陽經)

　　수양명대장경의 이간(二間), 삼간(三間) : 수소양삼초경의 액문(液門), 중저(中渚) : 수태양소
장경의 전곡(前谷), 후계(後谿)는 각각 제2, 제4, 제5 중수골저(中手骨底) 전함중(前陷中)과 중
수골두(中手骨頭) 후함중(後陷中) 적백육제에 위치한다.

7) 지첨부(指尖部)

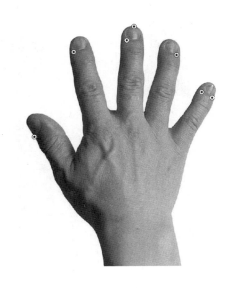
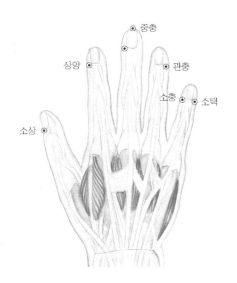

　　수태음폐경의 소상(少商), 수양명대장경의 상양(商陽), 수소음심경의 소충(少衝)은 각각 엄지,
식지, 새끼손가락 요측의 조갑근각(爪甲根角) 옆으로 0.1촌 나간 지점에 위치한다.
　　수소양삼초경의 관충(關衝), 수태양소장경의 소택(少澤)은 각각 무명지, 새끼손가락 척측의
조갑근각(爪甲根角) 옆으로 0.1촌 나간 지점에 위치한다.
　　수궐음심포경의 중충(中衝)은 가운뎃손가락 끝의 중앙, 혹은 가운뎃손가락 내측 조갑각 0.1촌
에 위치한다.

8 하지부(下肢部, Lower Extremities)

1) 대퇴부(大腿部)

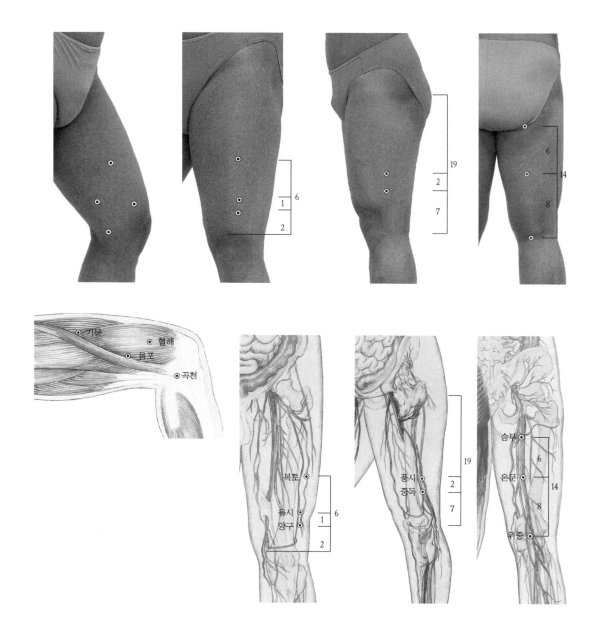

◉ 족삼음경(足三陰經)

족궐음간경의 곡천(曲泉), 음포(陰包) 두 혈은 모두 대퇴근육의 내측 하방에 위치한다.
족태음비경의 혈해(血海), 기문(箕門) 두 혈은 모두 대퇴근육의 내측 중앙에 위치한다.

◉ 족삼양경(足三陽經)

족태양방광경의 승부(承扶), 은문(殷門)은 대퇴 뒷면의 정중에 위치한다.
승부(承扶) - 엉덩이 아래 가로금의 중앙, 은문(殷門) - 승부(承扶) 아래 6촌 되는 지점
족양명위경의 복토(伏兎), 음시(陰市), 양구(梁丘)는 대퇴전면 외측의 가장 융기된 근육(대퇴
직근)의 바깥쪽으로 상전장골극과 슬개골외측단을 연결한 선 상에 위치한다.
복토(伏兎) - 슬개골(膝蓋骨) 상연(上緣) 바깥쪽에서 위 6촌, 음시(陰市) - 무릎뼈 윗기슭 위
3촌, 양구(梁丘) - 슬개골 상연 상(上) 2촌
족소양담경의 풍시(風市), 중독(中瀆)은 대퇴 외측의 중앙에 위치한다.
풍시(風市) - 슬와횡문 상 9촌, 중독(中瀆) - 슬와횡문 상 7촌

2) 슬관절부(膝關節部)

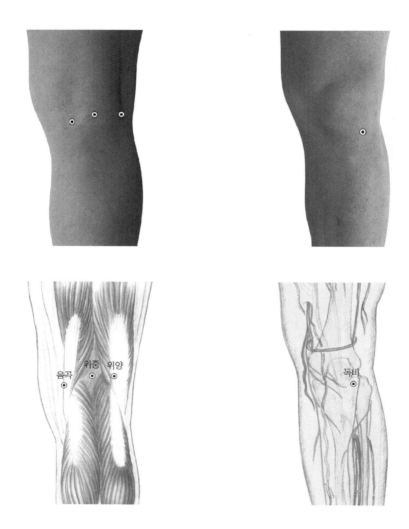

음곡(陰谷)[족소음신경] − 슬와횡문(膝窩横紋) 위에 나타나는 딱딱한 두 힘줄 사이 오목한 지점

위중(委中)[족태양방광경] − 슬와횡문(膝窩横紋) 정중앙

위양(委陽)[족태양방광경] − 슬와횡문(膝窩横紋)에서 대퇴이두근의 내연 지점

독비(犢鼻)[족양명위경] − 슬개골(膝蓋骨) 바깥쪽 아래 오목한 곳으로 무릎 힘줄 바깥쪽의 오목한 지점

3) 소퇴부(小腿部)

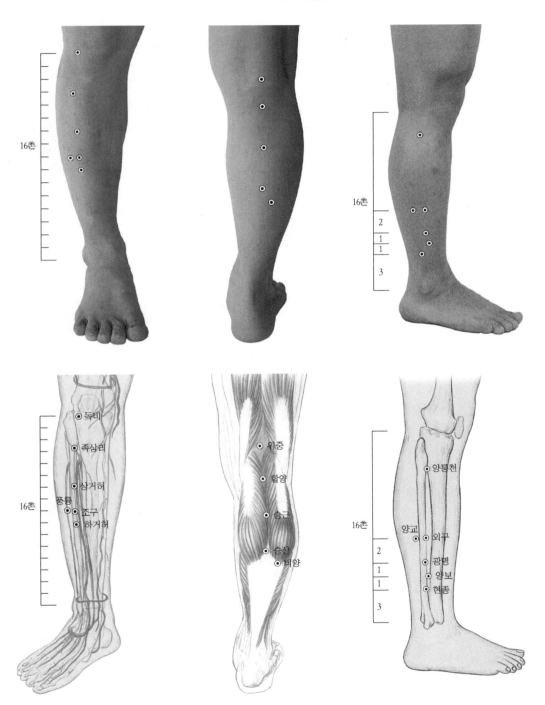

16촌

2
1
1
3

독비
족삼리
상거허
풍륭
조구
하거허

위중
합양
승근
승산
비양

양릉천
양교
외구
광명
양보
현종

◉ 족삼양경(足三陽經)

족양명위경의 정강이 부위 혈은 모두 정강이 최전방 근육인 전경골근의 융기 부분에 위치한다.
족삼리- 독비(犢鼻) 아래 3촌, 상거허(上巨虛) - 독비 아래 6촌, 조구(條口) - 독비 아래 8촌, 하거허(下巨虛) - 독비 아래 9촌, 풍륭(豊隆) - 조구(條口) 바깥 1촌

족소양담경의 정강이 부위 혈은 모두 비골(腓骨)을 기준으로 취혈한다.
양릉천(陽陵泉) - 비골두 아래쪽의 바로 앞 오목한 지점, 외구(外丘), 광명(光明), 양보(陽輔), 현종(懸鍾)은 비골전연(腓骨前緣)에서 각각 내과(內顆) 위 7촌, 5촌, 4촌, 3촌에 위치한다. 양교(陽交)는 비골후연(腓骨後緣)에 외구(外丘)와 평행한 지점에 위치한다.

족태양방광경의 정강이 부위 혈은 모두 비복근을 기준 하여 취혈한다.
합양(合陽), 승근(承筋), 승산(承山) 등은 모두 비복근의 중앙에 위치한다.
합양(合陽) - 위중(委中) 아래 2촌, 비복근의 양두(兩頭)가 모이는 지점, 승근(承筋)-위중(委中) 아래 5촌, 비복근의 가장 융기된 지점, 승산(承山) - 비복근의 두 근이 갈라지는 지점에서 〈인(人)〉 자(字)를 형성하는 곳의 꼭대기 지점, 비양(飛揚) - 위중(委中) 하 9촌으로 비복근의 바깥쪽 아래 끝에서 승근 바깥쪽 아래로 1촌 나간 지점

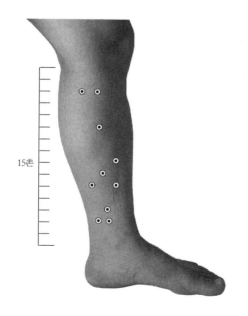

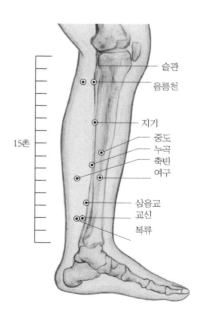

● 족삼음경(足三陰經)

족궐음간경의 두 혈은 모두 경골의 내측 위에 위치한다.

여구(蠡溝) – 내과첨 위 5촌, 중도(中都) – 내과첨 위 7촌 되는 지점.

족태음비경의 네 혈은 경골후연, 삼음교(三陰交)와 음릉천(陰陵泉)의 연결선 위에 위치한다. 삼음교(三陰交) – 내과첨 위 3촌, 누곡(漏谷) – 내과첨 위 6촌, 지기(地機) – 음릉천(陰陵泉) 아래 3촌, 음릉천(陰陵泉) – 경골내측과의 후하방이 되는 지점.

족소음신경의 세 혈은 경골과 아킬레스건의 전방 사이에 위치한다.

복류(復溜) – 내과첨 위 2촌 아킬레스건의 전연(前緣), 교신(交信) – 복류(復溜)와 경골의 사이로 복류 앞 0.5촌, 축빈(築賓) – 내과첨 위 5촌으로 비복근의 전연(前緣)

4) 족관절부(足關節部)

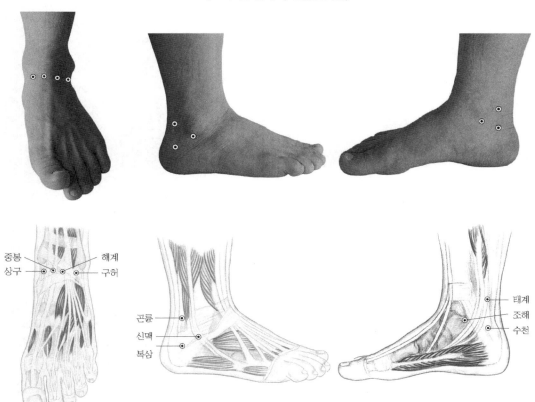

족소음신경의 태계(太谿)는 내과첨과 아킬레스건 사이의 중점으로 이와 상대되는 족태양방광경의 곤륜(崑崙)은 외과첨과 아킬레스건 사이의 중점에 위치한다.

족소음신경의 조해(照海)는 내과첨 아래의 오목한 지점. 족태양방광경의 신맥(申脈)은 외과첨 아래의 오목한 지점에 위치한다.

내과첨과 외과첨 사이에서 안에서 밖으로 나가는 순서대로 각각 족태음비경의 상구(商丘), 족궐음간경의 중봉(中封), 족양명위경의 해계(解谿), 족소양담경의 구허(丘墟)가 위치한다.

족태음비경의 상구(商丘)는 내과 전연과 하연이 교차되는 곳의 오목한 지점, 족궐음간경의 중봉(中封)은 상구(商丘)와 해계(解谿)의 연결선상에 전경골근의 내측되는 지점, 족양명위경의 해계(解谿)는 발목 가로금의 중앙으로 장무지신근건과 장지신근건의 사이. 족소양담경의 구허(丘墟)는 외과첨 아래 장지신근건의 외측연(外側緣) 함몰 지점에 위치한다.

족소음신경의 수천(水泉)은 태계(太谿) 아래 1촌, 족태양방광경의 복삼(僕參)은 곤륜(崑崙) 아래 1.5촌에 위치한다.

5) 족지관절부(足趾關節部)

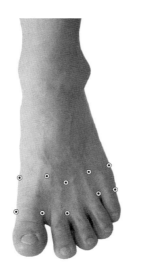
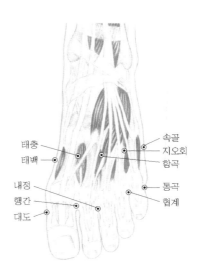

족궐음간경의 행간(行間), 태충(太衝), 족양명위경의 내정(內庭), 함곡(陷谷), 족소양담경의 협계(俠溪), 지오회(地五會)는 각각 제1과 제2 발가락, 제2와 제3 발가락, 제4와 제5 발가락 사이의 중족골저(中足骨底) 전함중(前陷中) 중족골두(中足骨頭) 후함중(後陷中)에 나뉘어 분포한다.

족태음비경의 대도(大都), 태백(太白), 족태양방광경의 통곡(通谷), 속골(束骨)은 각각 엄지발가락의 중족지절골과 새끼발가락의 중족지절골의 내, 외측에 분포한다.

6) 족지부(足趾部)

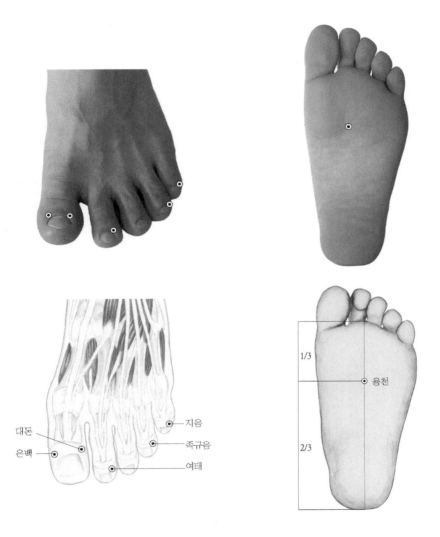

족궐음간경의 대돈(大敦), 족양명위경의 여태(厲兌), 족소양담경의 족규음(足竅陰), 족태양방광경의 지음(至陰)은 각각 제1, 2, 4, 5 발가락의 바깥쪽 조갑근각(爪甲根角) 0.1촌 되는 지점에 위치한다.
족태음비경의 은백(隱白)은 엄지발가락 내측 조갑근각(爪甲根角) 0.1촌 되는 지점에 위치한다.
족소음신경의 용천(湧泉)은 발바닥의 가장 움푹한 지점이다.

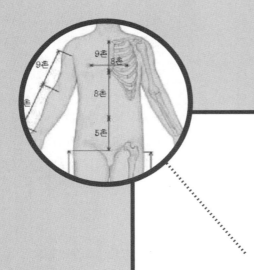

부록
혈명색인

◎혈명색인

◎참고문헌

『경락경혈학』김남수 著, 정통침뜸교육원 교재위원회 編, 정통침뜸연구소, 2002

『생활침뜸의학』김남수 著, 원황철 編, 보성사, 1996

『경혈응용해부도해』엄진국 著, 전국한의과대학 경혈학 교실 譯, 일중사, 2000

『중국침구혈위도보』왕령령 主編, 구무량 監修, 강소과학기술출판사, 1999

『인체해부학』한국해부생리학교수협의회 編, 현문사, 1999

『침구학』구무량 主編, 상해과학기술출판사, 1985

『실용침구해부궤도』엄진국 主編, 상해중의학원출판사, 1985

『영한대조경락계통, 경혈채색궤도주석』손영현, 강수진 편저 · 그림, 산동과학시술출판사,
   1999

『표준침구경혈궤도』중국중의연구원 침구연구소 編會, 외문출판사, 1992

『그림으로 보는 우리의 몸』스티브 파커 글, 줄리아노 포르나리 그림, 김재면 譯, 기린원, 1999

『경혈학시습서』이병국 著, 도서출판 현대침구원, 1990

『침구혈위층차해부도보』고화령 編著, 외문출판사, 1999

『도해경혈학』전국 한의과대학 경혈학 교실 編著, 정문각, 1998

『임상신경해부학』신문균 외 共著, 현문사, 1999

『제3판 인체해부학』이성호 외 共著, 현문사, 1999

『침구경혈 · 취혈법』이우관 著, 한국침술연합회, 1974

『Acupuncture Energetics A Clinical Approach for Physicians』Joseph M. Helms,
   N.D. Medical Acupunture Publishers, 1995

『경락경혈개론』교과서집필소위원회 著, 醫道の日本社, 1992

『사람해부학』김경용 외 共著, 정문각, 1995

『침술14경락도해』이홍재 그림, 밝힘, 얼과알, 2001

『경락이란 무엇인가』이병국 著, 도서출판 현대침구원, 2000

『침구유혈채색도보』이서 主編, 중앙중의약출판사, 1985

- 1915년 전남 광산군 하남면 출생
- 부친 김서중(金瑞中)으로부터 형님 김기수(金己洙)와 함께 한학 및 침구학 전수
- 1943년 남수침술원 개원
- 서울맹학교 교과서 제정위원 및 심의위원
- 중국 북경 침구골상학원(현 북경중의약대학) 객좌교수
- 녹색대학원 자연의학과 석좌교수
- 미국 사우스베일로대학교 명예 동양의학 박사(2009)
- 미국 로드랜드대학교 명예 자연치유학 박사(2012)
- 세계침구학회연합회(WFAS) 주석단 집행위원, 교육위원, 침구의사고시위원
- 세계중의약학회연합회(WFCMS) 주석단 집행위원, 국제침구의사고시 한국 대표
- 사단법인 대한침구사협회 입법추진위원장, 봉사단장
- 사단법인 허임기념사업회 설립 이사장
- 대한민국 대통령 표창(2002)
- 국민훈장 동백장 서훈(2008)
- 미국 애틀랜타 리버데일 호스피탈 암센터, 암환자 침뜸시술 임상연구(2009~2010)
- 중국 세계중의약학회연합회 위광탕(御方堂) 중의병원 진료(2011)
- 미국 대통령 버락 오바마 자원봉사상 금상 수상(2012)
- 중국 UN MDGs 새천년개발목표 특별공로상 수상(2013)
- 100세 기념, 5천 제자의 『헌정집』 헌정(2014)

주요 저서

- 『무극보양뜸』
- 『나는 침뜸으로 승부한다』
- 『뜸의 이론과 실제』
- 『침뜸 이야기』
- 『침구사의 맥이 끊어지면 안 된다』
- 『침구사를 키워 인류를 구해야』
- 『생활침뜸의학』
- 『침사랑 뜸사랑, 아~ 내사랑』
- 『침뜸의학개론』, 『경락경혈학』, 『장상학』, 『병인병기학』,
  『침뜸술』, 『취혈자침실기』, 『침뜸진단학』, 『경락학』 등
- 『針通經絡灸調(나는 침뜸으로 승부한다 중국어판)』
- 『灸治百病(뜸의 이론과 실제 중국어판)』

[개정판]

취혈자침실기

초　판　1쇄 발행 | 2003년 10월 30일
개정판　3쇄 발행 | 2023년 07월 31일

저　　　자 | 김 남 수
펴　낸　곳 | **정통침뜸연구소**
등　　　록 | 제6-0587호 2002년 1월 7일
주　　　소 | 서울 동대문구 제기로 93(청량리동 486) 구당 B/D 1층
전　　　화 | (02)3295-2332
팩　　　스 | (02)964-7999
홈 페 이 지 | **www.chimtm.com**

ISBN 978-89-90255-34-1　03510

정가 **32,000원**

총판 | 한국출판협동조합 070-7119-1744 경기도 파주시 적성면 적성산단3로 10